SOCIÉTÉ

DES

BIBLIOPHILES NORMANDS.

MINISTÈRE DE L'INSTRUCTION PUBLIQUE.

LA

PREMIÈRE CAMPAGNE DE HENRI IV

EN NORMANDIE

AOUT — OCTOBRE M.V.LXXXIX

Réimpression de Pièces contemporaines

AVEC INTRODUCTION

PAR

LE Vte D'ESTAINTOT

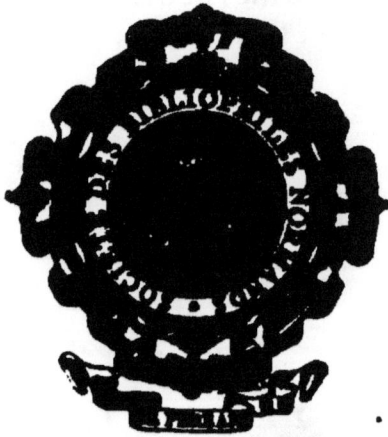

ROUEN

IMPRIMERIE DE H. BOISSEL

—

M.DCCC.LXXVIII

8° 2
33435
(32)

INTRODUCTION

La Société des Bibliophiles Normands a bien voulu continuer son patronage à la proposition que nous lui avions faite avant 1872, et qui fut alors partiellement réalisée par la publication du groupe de pièces qui parut à cette date sous le titre de : *Prise d'armes de Montgommery en 1574.*

Il nous avait semblé, dès cette époque, que pour donner plus d'attrait aux documents dont la Société décidait la réimpression, il y avait quelque avantage à les grouper autour de l'événement auquel ils se rattachaient.

C'était le moyen d'en faire mieux saisir l'intérêt, et de conduire plus sûrement à la conclusion historique qui se déduisait de leur rapprochement.

1

Telle est la raison qui nous a fait comprendre, sous le
titre général de *Première campagne de Henri IV en Normandie*, la nouvelle série de pièces que nous donnons
aujourd'hui.

I.

Il s'agit cette fois d'un événement qui touche à l'histoire générale. La mort de Henri III, assassiné par le
jacobin Jacques Clément, sous les murs de Paris, ouvrait
l'une des phases les plus intéressantes et les plus aiguës
de notre histoire nationale. Deux principes se trouvaient
en présence, tous deux également respectables, et la
France ne pouvait conserver le rôle traditionnel que
la Providence semble lui avoir assigné, qu'à la condition que ces deux principes, alors ennemis, se confon-
dissent dans un accord sincère et définitif. D'un côté,
c'était le principe de l'hérédité monarchique qui s'in-
carnait en la personne de Henri de Bourbon, roi de
Navarre ; de l'autre, celui de la liberté religieuse des
catholiques et de leur prépondérance gouvernementale,
que la Ligue avait pour but de maintenir et de faire
prévaloir.

Il était cependant permis de présager déjà comment la
conciliation pourrait un jour se faire. Les catholiques

s'étaient divisés et, à la mort de Henri III, une fraction importante, prenant acte de la promesse de se faire instruire, que lui donnait le roi de Navarre, l'avait reconnu et proclamé roi de France. On comptait dans ses rangs plusieurs princes du sang, le D. de Montpensier, alors gouverneur de Normandie, le comte de Soissons, le duc de Longueville, et des hommes de guerre d'une valeur éprouvée, comme le maréchal d'Aumont, les sieurs de Vitry et d'Humières.

Henri IV dut cependant lever le siége de Paris et diviser, pour assurer ses subsistances, l'armée que Henri III avait amenée sous les murs de la ville. Après en avoir laissé une partie sous la conduite du maréchal d'Aumont et du D. de Longueville, chargés d'opérer en Picardie et en Champagne, il se dirigea vers la Normandie, pour s'assurer de Dieppe, et s'y créer une base d'opérations solide; c'était là d'ailleurs qu'il pouvait plus facilement rallier les secours qu'il attendait de l'Angleterre, alors sa plus sûre alliée.

Il n'avait conservé sous ses ordres que des forces bien modestes : deux régiments suisses, un régiment de gens de pied français, quelques cornettes de cavalerie; ce fut avec ce faible appui qu'il se risqua dans un pays qui était alors loin de lui être favorable; Rouen s'était signalé parmi les villes les plus fortement remuées par l'esprit de la Ligue.

Il réussit cependant à soumettre, sans grande difficulté, Clermont, Creil, Gisors, Meulan, Pontoise et Louviers. Il enleva Gournay le 21 août et y plaça pour gouverneur le s^r de Bourbon Rubempré. Le 22, il atteignait Pont-St-Pierre, où Le Blanc du Rolét lui apportait les clefs de Pont-de-l'Arche; il s'emparait, en passant, du château de Blainville, dont d'Alègre dut être établi gouverneur, et parut le 24 sous les murs de Rouen, dont il occupa les faubourgs depuis Darnétal jusqu'à la porte St-Hilaire.

C'est à ces débuts de la campagne que se rapporte notre première plaquette.

« *Vray Discours et defence des catholiques de la ville de Rouen contre le siége et force du roy de Navarre, lequel fvt contraint de se retirer ayant perdu de ses hommes au fort de Saincte Catherine. 1589.* »

La tentative que faisait Henri IV n'avait en réalité rien de sérieux comme investissement, elle avait bien plutôt pour but de tâter le terrain et de chercher à produire un mouvement d'opinion favorable, ce que les dispositions bien connues de la ville ne lui permettaient guère d'espérer.

Aussi le roi ne dut-il pas être étonné de la réponse que lui fit le trompette chargé de sommer la ville.

Il n'était du reste demeuré que quelques jours à son camp de Darnétal. Le 26 août il le quittait avec 500 chevaux pour se rendre à Dieppe. Là les esprits étaient pour

lui mieux préparés; le protestantisme avait jeté de profondes racines, une partie de la noblesse des environs s'y
était ralliée, et le roi avait cette bonne fortune que le
gouverneur, Aymar de Chastes, quoique catholique,
n'avait pas hésité à imiter l'exemple que lui donnait le
D. de Montpensier. On prétendait, il est vrai, qu'il était
fort suspect aux ligueurs, comme présumé l'un des au-
teurs de l'assassinat du duc de Guise (1). Mais quel que
fût d'ailleurs le motif secret de son adhésion, elle pesa
d'un poids décisif sur l'heureux succès des événements
militaires qui allaient suivre. Sans elle, ils devenaient
même impossibles.

On trouvera dans les *Antiquités et Chroniques de la ville de
Dieppe*, par Asseline (2), des renseignements précieux,
empruntés aux mémoires manuscrits du temps, sur les
faits qui marquèrent le séjour du roi et sur les preuves
de dévouement que la population ne cessa de lui prodi-
guer.

Ce fut de Dieppe que le roi envoya trois de ses capitaines, les sieurs d'Alègre, de Monts et Fournier, assié-
ger Neufchâtel avec leur infanterie et trois pièces de

(1) V. notre volume, *La Ligue en Normandie*, Paris, Aubry, 1862,
in-8. p. 44.

(2) Publiées en 2 vol. in-8, par MM. Hardy, Guérillon et l'abbé
Sauvage.

canon; la place se rendit après deux jours de siége.

Le 27 août, Colombières et Montmorency du Hallot, à la tête de 50 cuirassiers, battaient, aux environs de Neufchâtel, un détachement de 500 ligueurs, commandés par le sieur de Castillon. Ils mettaient 150 hommes hors de combat, et faisaient 80 prisonniers.

Pendant l'absence du roi, la garnison du fort Ste Catherine avait fait une sortie heureuse contre le détachement royaliste, posté entre l'église du Mesnil-Esnard et le fort ; mais des événements plus graves allaient précipiter la levée du siége.

Le roi apprit que Mayenne se dirigeait sur lui avec une armée considérable, forte de 25,000 hommes d'infanterie et de 7,000 chevaux, et l'intention hautement manifestée de l'acculer à la mer et d'anéantir le petit noyau de troupes dont il disposait.

Il ne se laissa pas abattre, et déclara même à ses capitaines que sa marche en Normandie était une feinte pour y attirer l'ennemi (1). En réalité il regretta peut-être alors la résolution qu'il avait prise de diviser les forces qu'il avait sous Paris, et il envoya sans retard à ses capitaines l'ordre de venir promptement à son secours.

Il quitta Darnétal le 2 septembre, marchant sur Dieppe, par Cailly, Torcy et Envermeu. Ce fut sans doute dans ce

---

(1) *La Ligue en Normandie*, p. 50.

mouvement qu'il envoya un détachement s'emparer d'Eu.
La ville était commandée par le sieur de Launay avec
60 soldats. C'est dire si la résistance était possible. Les
habitants se rendirent à merci, le 6 septembre, sans
attendre la venue du canon, et furent taxés par composition à 20,000 livres et quelques bleds(1). Le sieur de
Senarpont y fut établi gouverneur avec une garnison de
200 soldats.

Cependant Mayenne s'avançait; il avait passé la Seine
à Vernon, et était parvenu jusqu'à Gournay.

Ici se place notre seconde plaquette :

« *La prinse de la ville et chasteau de Gournay en Normandie, par Monseigneur le D. de Mayenne, le septième de
ce présent mois, avec les noms et nombre des prisonniers.* »

Elle fournit quelques dates : c'est le 5 septembre que
Mayenne fait approcher son artillerie; le 6 la tranchée est
ouverte et la ville forcée de se rendre; et le 7 Mayenne
en part, laissant pour gouverneur le marquis de Menelay, et va prendre étape à trois lieues de là.

Nous avons eu l'occasion de citer un document manus-
crit (2) qui confirme les renseignements fournis par la
plaquette imprimée.

Notons en passant que Mayenne fit piller la ville par

(1) *La Ligue en Normandie*, p. 51.
(2) *Id.*, p. 51.

ses soldats. « C'est exemple fut jugé nécessaire, dit la *Défaicte véritable*, pour donner quelque contentement aux soldats et chastier un grand nombre de la dicte ville qui auroient esté autheurs de leur prise. »

C'est à cette date que doit se rapporter notre troisième plaquette :

« *Harangue faite par Monseigneur le Duc de Mayenne aux capitaines et soldats de son armée.* »

On y verra un exercice de rhétorique d'une valeur contestable, et dont nous nous imaginons bien que le duc de Mayenne ne s'est jamais rendu coupable. Mais l'auteur le date lui-même du 9 de septembre. Il se rattache donc étroitement par sa date aux événements que nous racontons, et il était destiné à faire prendre patience à l'opinion publique, qui déjà à Paris faisait louer des fenêtres au faubourg Saint-Antoine pour le défilé du cortége où devaient paraître Henri IV et ses partisans, conduits à la Bastille par les soldats du duc de Mayenne triomphant.

De Gournay, Mayenne marcha sur Eu.

Ce n'était peut-être pas très habile, car chaque jour de répit était approfité par le roi, mais comme on l'expliqua plus tard dans le récit de la bataille d'Arques (1) : Eu « importoit beaucoup par la commodité des vivres ; elle

---

(1) Première pièce de ce recueil : *Defaicte veritable*, p. 5.

monstra de vouloir attendre le siége et néanmoins se rendit, les approches faictes et le canon mis en batterie »

Aussitôt la nouvelle fut publiée et répandue dans les villes de la Ligue sous le titre de : *La prinse et la rendition de la ville d'Eu, située près la ville de Dieppe, par monseigneur le duc de Mayenne.* »

Ce document n'est pas daté, et il serait assez difficile en le lisant de se rendre compte s'il est antérieur ou postérieur au combat du 21 septembre, mais l'hésitation n'est pas possible, car, dans le récit officiel que nous venons de rappeler, la prise d'Eu est mise à la suite de celle de Gournay.

Dans « *La prinse et rendition de la ville d'Eu* » Henri IV est représenté forcé « de faire sa retraite et sa résidence en la ville d'Arques (1), » comme ayant tenté une sortie à la suite de laquelle il fut contraint « de rentrer, et bien hativement, dedans le chasteau d'Arques (2). »

On craignait cependant que les Parisiens n'éprouvassent quelques craintes des mouvements que commençait à dessiner autour d'eux le corps d'armée commandé par Longueville et La Noue, et pour les rassurer et leur faire prendre patience on fit alors imprimer et distribuer :

(1) Page 4.
(2) Page 5.

2

« *La coppie d'une lettre envoyée par un gentilhomme de l'armée de Monseigneur le Duc de Mayenne aux bourgeois et habitans de la ville et fauxbourgs de Paris.* »

Cette pièce est datée de Rouen, 18 septembre. A l'en croire, le roi de Navarre est toujours en cruelle extrémité « et poursuivy de telle sorte qu'il lui fut grandement besoing de trouver le chasteau d'Arques à son secours. »

La situation du roi pouvait bien d'ailleurs paraître désespérée, et nous allons nous borner à préciser quelques dates, afin d.· jeter un peu de lumière sur les mouvements militaires, aussi multipliés que confus, qui se précipitèrent aux environs d'Arques et de Dieppe pendant tout le mois de septembre.

On trouvera des éclaircissements précieux sur ce point, dans le *Journal militaire de Henri IV*, publié par M. de Valois en 1821 (2).

Le roi n'avait pour appuyer sa modeste armée, que deux points fortifiés, Arques et Dieppe. Entre ces deux villes s'étend la vallée d'Arques formée du confluent de trois petites rivières : l'Eaulne, la Béthune et la Varenne.

A cette époque la marée se faisait sentir jusqu'à Arques et les fertiles prairies qui existent de nos jours, étaient

(1) p. 5.
(2) Paris, Didot, 1821, in-8.

remplacées par des terrains marécageux et de peu de consistance à travers lesquels une armée pouvait difficilement s'aventurer.

Arques et Dieppe étaient sur la rive gauche du cours d'eau et commandaient les seules voies de communication solides qui existassent entre les deux côtés de la vallée : à Dieppe, le pont du Pollet ; à Arques, la grande chaussée qui s'étend de la ville au hameau d'Archelles.

Au nord d'Archelles se trouvait la Maladrerie de Saint-Etienne, placée au-dessous de la forêt d'Arques, au pied du promontoire et de la colline qui séparent les deux vallées.

Le roi avait fait d'abord camper son armée sur la rive gauche, sous la protection des murs du château ; des retranchements avaient même été creusés sur le mamelon qui lui fait face.

Le 12, il fit traverser à ses troupes la chaussée d'Arques, et les massa près de la chapelle Saint-Etienne; on savait alors que Mayenne se portait franchement sur la rive droite, et menaçait le Pollet, du plateau de Thibermont et de Neuville, où son armée s'était campée.

Le 13, le roi était à Dieppe ; il fit promptement élever une redoute entre le Pollet et Neuville, et confia au brave Givry la défense de ce faubourg.

Ce fût à ce voyage que les Dieppois remirent au roi

50,000 livres, qui lui furent grandement utiles pour faire les fonds de la solde de son armée.

Le 15 et le 16 septembre, Mayenne dirigea deux attaques contre la redoute du Pollet. Givry, soutenu par les habitants de Dieppe, réussit à se maintenir.

Mayenne songea alors à franchir la rivière par la chaussée d'Arques, et fit occuper Martin-Eglise et son pont sur la rivière d'Eaulne. Des détachements royalistes s'y étaient établis. En face de ce mouvement offensif, ils durent l'abandonner précipitamment, et creusèrent un retranchement assez profond qui réunissait l'enclos de la Maladrerie de Saint-Etienne à la forêt ; c'était l'endroit par où eut pu se produire, avec le plus d'avantage, l'attaque de la cavalerie de la Ligue.

Du 16 au 21, les deux partis prirent leurs dispositions, les uns pour l'attaque, les autres pour la défense.

Enfin, le 21 eut lieu la rencontre d'Arques. Ce ne fut en réalité qu'une escarmouche.

Tout l'objectif consistait dans la prise de la position de la Maladrerie de Saint-Etienne et du grand fossé qui la joignait à la forêt, et l'on ne peut se dissimuler que le roi, en réunissant ses troupes dans cet étroit espace, n'ayant d'autre ligne de retraite que la chaussée d'Arques, jouait fort gros jeu et s'exposait à une défaite irrémédiable.

De nombreux récits ont été donnés de part et d'autre

de ce brillant fait d'armes, où le succès couronna les armes du roi, puisqu'il resta maître de ses positions et que Mayenne, malgré la supériorité de ses forces, fut obliger de rentrer dans ses lignes de Martin-Eglise.

M. Deville, dans son *Histoire du Château d'Arques* (1), a publié deux plans destinés à faire comprendre les conditions dans lesquelles se produisit la lutte, et, à la page 382, un récit du maréchal de la Force, témoin oculaire.

Nous avons eu également l'occasion, dans notre *Histoire de la Ligue en Normandie*, d'indiquer deux récits manuscrits empruntés, l'un au recueil de Dupuy, l'autre au Vᶜ de Colbert (2), et nous engagerons également à se reporter au récit de Duchesne, imprimé à la suite du journal de Henri IV, édition de La Haye, 1741, et à ceux donnés par M. de Valori dans le *Journal militaire de Henri IV*.

La petite collection que nous donnons aujourd'hui comprend les deux récits qu'en fit publier le Duc de Mayenne, le premier sous le titre de :

Défaicte véritable sur les trouppes du Roy de Navarre le jeudi 21 Septembre 1589, par monseigneur le Duc de Mayenne, lieutenant général de l'Estat royal et couronne de France.

(1) Rouen, Periaux, 1839, gr. in-8.
(2) P. 55, note 1.

Le second sous celui-ci :

La Deffaite et routte des trouppes du roy de Navarre entre le chasteau d'Arques et la ville de Dieppe, le 21 jour de septembre, par Monseigneur le D. de Mayenne.

Le premier raconte la suite des événements depuis l'entrée de Mayenne en Normandie ; le second, au contraire, ne commence sa narration qu'au 21 septembre (1).

Il est à remarquer que des deux côtés on se plaignait d'une trahison. Le roi, de la trahison des Lansquenets, reçus à composition ; Mayenne, de celle d'un régiment suisse qui avait promis de passer à la Ligue.

Le récit de Duchesne donne l'état des seigneurs qui assistaient le roi. Nous relevons parmi les noms normands : d'Alègre, Basqueville qui y trouva la mort, Rames, son oncle, les deux Montmorency du Hallot

_____

(1) Nous eussions voulu ajouter à notre collection une plaquette qui avait été signalée comme récit royaliste du combat d'Arques, et figure dans le tableau dressé lors de l'assemblée générale du 1ᵉʳ décembre 1864 sous cette désignation : *Copie de la lettre du Roy à M. le comte de Soissons*, 1589, 4 ff. Mais nous avons vainement fait appel soit à la Bibliothèque publique de Rouen, soit à celle de M. Canel dont on pouvait croire cette pièce extraite ; M. W. Martin l'a inutilement cherchée pour nous à la bibliothèque Mazarine, si riche en documents de cette époque. Elle n'est pas d'ailleurs portée sur le catalogue de la Bibliothèque nationale ; nous en sommes donc réduits actuellement à consigner ici ce résultat négatif.

et de Crèvecœur, le comte de Thorigny, d'Ausebosc, Sainte-Marie du Mont, Montcanisy et La Motte-Beuvron.

Cette affaire du 21 janvier ne terminait rien. Le lendemain, le surlendemain, Henri IV attendit l'ennemi ; il sut, qu'il préparait des équipages de pont pour franchir, disait-on, la rivière d'Arques entre cette ville et Dieppe, mais le dimanche on apprit tout à coup qu'il était délogé de nuit laissant sur la place ses blessés, ses munitions et ses équipages (1).

Le Roi se hâta de faire repasser ses troupes sur la rive gauche et d'abandonner la position de la Maladrerie.

Le mestre de camp La Garde fut laissé dans le château d'Arques avec une partie de son régiment, et le reste

(1) Nous suivons ici la version donnée dans la plaquette qui a pour titre : *Nouvelles de ce qui s'est fait aux armées près Dieppe*. Un récit tiré par M. de Valori, du dépôt de la Guerre (*Journal militaire de Henri IV*, p. 57 et suiv.), fait décamper Henri IV dès le lendemain du 21, place au 24 une tentative de surprise sur le château d'Arques, dirigée par Mayenne, à l'aide de troupes amenées de son camp de Thibermont, à travers la vallée d'Archelles, et fait passer la rivière d'Arques à l'armée de la Ligue, en face d'Estran, dans la nuit du 24 au 25 : elle occupa immédiatement la hauteur placée entre les hameaux du Janval, du Jardin et de Romesnil, et un détachement de reitres, envoyés en éclaireurs, surprit même le roi occupé à diriger l'exécution de terrassements sur le mont de Caux, pour protéger la porte de la Barre.

de l'armée alla camper dans les faubourgs de Dieppe et
les villages qui l'avoisinent.

Cependant, les Ligueurs avaient besoin de satisfaire
l'attente de leurs partisans, qui croyaient chaque jour
à de nouveaux succès.

On publia alors les deux brochures, dont les titres
suivent :

1° *Discours de la prinse de deux grandes navires envoyées de
la part de la Royne d'Angleterre au Roy de Navarre et du
combat naval fait sur la mer par M. le chevallier d'Aumalle
avec la surcharge faicte sur les troupes du Roy de Navarre
par M. le D. de Nemours le samedy et dimanche enseignant de
la première deffaicte.*

2° *Discours de la prinse et route des navires envoyez
par la Reyne d'Angleterre à Dieppe pour le secours du Roy
de Navarre par Mons. le chevallier d'Aumalle.*

Bien qu'elles soient relatives au même événement et que
la seconde ne fasse, après des considérations générales
sur l'attitude de la reine d'Angleterre, que relater le fait de
la prise du navire où était son ambassadeur, exploit ac-
compli, sans grande difficulté, par le chevalier d'Aumalle,
colonel de l'infanterie française, improvisé amiral « par
l'expérience qu'il en eut du temps qu'il s'estoit rendu
habitant de la ville de Malthe, » nous avons cru que l'on
aurait quelque plaisir à les trouver réunies.

Le premier raconte d'ailleurs les divers faits de guerre

qui se produisirent les samedy et dimanche 23 et 24 septembre, « en suyvant la première deffaicte », comme le dit le sous-titre, et cependant il passe involontairement des demi-aveux bien comprometants pour la cause qu'il défend. Le Roi de Navarre « s'est persuadé de la victoire ; » le duc de Mayenne a dû « se retirer à l'issue de la rencontre qui a esté faicte par le regard de soulager les soldats navrez et blessez » ; après de prétendus succès obtenus le 23 et le 24, « il fait toutte diligence de rallier ses trouppes, lesquelles estoient en plusieurs villes, pour se rafrechir et faire médicamenter ceux qui ont soustenu contre le roy de Navarre et ses alliez. »

Ce n'est guère là l'attitude d'un vainqueur.

La fortune, en effet, se dessinait en faveur des royalistes et ce furent eux qui se chargèrent de publier le récit de la dernière partie de la campagne dans la dixième brochure que nous donnons : *Nouvelles de ce qui s'est fait aux armées près de Dieppe jusques au septiesme octobre 1589.*

On y voit avec détail la manœuvre de Mayenne faisant sept grandes lieues, pour tourner les positions des royalistes, franchissant probablement la Béthune à Saint-Aubin et la Varenne à Torcy et venant le 26 septembre s'établir sur le plateau à la hauteur de Janval, d'où il menaçait à la fois Arques où il croyait le roi renfermé et le faubourg de la Barre.

3

Cette plaquette raconte d'une façon intéressante la
démonstration qu'il tenta contre Dieppe le 1er octobre,
et le même jour la surprise heureuse de La Garde contre
quatre régiments Ligueurs qui occupaient les maisons
d'Arques.

Elle plaisante leur inaction et encore plus leur départ
précipité, lorsque le vendredi 6 octobre cette armée leva
hâtivement son camp en apprenant l'approche des secours qu'amenaient au roi le comte de Soissons, le
maréchal d'Aumont et le D. de Longueville (1).

(1) Cette appréciation se dégage assez nettement d'une plaquette
publiée à la même époque sous ce titre : *Lettre missive d'un gentilhomme catholique addressante à un sien voisin du party contraire.*
M.D.LXXXIX. Elle est datée de la Queue-en-Brie, 7 novembre,
et l'on y trouve ce résumé de la campagne de Mayenne. C'est le seul
passage que nous voulions retenir :

« Je partis de la Brie, accompagné de cinq ou six gentilshommes
de mes amis, pour suyure le camp des Catholiques qui partit de
Paris, pour faire leuer le siege que le Roy de Nauarre tenoit deuant
Rouen, d'où il sortit si tost qu'il entendit la venue de nostre cãp, et
se resserra à Dieppe et Arques, où il fust assiegé et y veis des actes
de guerre de part et d'autre assez gentils. Et comme ie pensois que
l'on deust passer outre, et continuer ce siege qui estoit à nostre aduantage, et qui se pouuoit emporter, continuãt la batterie en ruine que
Monsieur de Mayenne auoit cõmencee, ou pour le moins vous rendre
fort incommodes et hors d'esperance de paroistre dedans la ville, ou
vous estiez resserrez. Et en fin la necessité vous pressant, comme
vous estiez hors de secours, sans doute vostre ruine estoit prompte.

Henri IV était désormais à l'abri de tout danger et il allait se trouver en mesure de reprendre l'offensive.

Les *Antiquités et chroniques de la ville de Dieppe* font mention, sous la date des 8 et 9 octobre, de l'arrivée à Dieppe de 4,500 anglais; sous la date du 10 de celle du comte de Soissons avec 10,000 fantassins et 2,500 chevaux; il avait en passant repris Gamaches et soumis Eu, dont le commandant, le sieur de Launay, fut remis par les habitants eux-mêmes entre ses mains.

Enfin le 21 octobre, le roi partait de Dieppe avec 20,000 hommes de pied, 3,000 chevaux et 14 pièces de canon et allait coucher à Auffay où il demeura jusqu'au dimanche.

Il pouvait reprendre l'offensive ; mais nous ne le suivrons pas plus loin en ce moment ; nous le retrouverons quelques semaines plus tard, lorsque nous nous occuperons des pièces relatives à la conquête des places de Basse-Normandie.

Toutes fois ie fuz estōné que la retraicte se fît et les deux cāps prenans diuers chemins, ne s'attaquerēt en façon quelconque, le vostre fuyūt et le nostre ne s'avançant, et ne sçauois quels desseings portoient les uns ny les autres, etc.... »

II.

Nous serions incomplet si nous ne donnions quelques détails bibliographiques sur les pièces qui composent ce recueil, les fonds où nous les avons puisées, et les noms de ceux qui ont prêté à nos recherches l'appui de leur bienveillant concours.

Le nom que nous citerons ici en première ligne est celui de notre collègue, M. William Martin.

C'est de sa riche bibliothèque que le plus grand nombre de ces pièces ont été tirées, et nous ne saurions rendre trop vivement hommage à la bonne grâce parfaite avec laquelle cet éminent bibliophile a consenti à s'en séparer, malgré leur rareté et la beauté de la reliure dont quelques-unes étaient enrichies.

M. William Martin a fait plus encore ; il a bien voulu nous suppléer dans une multitude de recherches que notre éloignement de Paris nous rendait difficiles. Il a fouillé pour nous dans différentes bibliothèques et surtout dans la Mazarine et dans celle de l'Arsenal. Les copies qu'il nous a envoyées, les calques de vignettes qu'il a bien voulu relever, nous ont été d'un grand secours, et nous sommes heureux de saisir cette occasion de lui en exprimer notre gratitude.

Nous devons à sa bibliothèque les six pièces suivantes :

La prinse et rendition de la ville d'Eu, située près de la ville de Dieppe par Mgr le D. de Mayenne. in-12 de 8 ff. avec portrait et figures.

La Harangue faicte par Monseigneur le D. de Mayenne.... Lyon, Jean Pillehotte. 1589. 4 ff.

La copie d'une lettre envoyée par un gentilhomme.... Lyon. Jean Pillehotte, 1589. 9 ff.

Defaicte veritable sur les trouppes du roy de Navarre le Jeudy 21 septembre 1589 par Mgr le D. de Mayenne. Paris, Nicolas Nivelle et Rolin Thierry. 1589 in-12 de 8 ff. dont 1 pour le privilége.

Discours de la prinse de deux grandes navires envoyés de la part de la Royne d'Angleterre au Roy de Navarre et de ... Paris. ‚Vᵉ. de E.ʼ Plumion. 1589. in-12 de 8 ff. dont 1 blanc.

Discours de la prinse et routte des navires envoyés par la Royne d'Angleterre ... Paris, Hubert Velu. 1589. in-12 de 8 ff.

Les jolis bois qui accompagnent la première de ces pièces : portrait du D. de Mayenne au titre, armoiries de Lorraine au verso de l'avant-dernière page; petit bois représentant un régiment de la Sᵗᵉ Union en marche, au verso de la même feuille, sont fidèlement reproduits d'après l'exemplaire de M. W. Martin. C'est avec la même fidélité, et certains peut-être la jugeront excessive, que

nous avons conservé les fautes typographiques dont
fourmillent ces pièces.

Quant au C majuscule si gracieux, qui orne la seconde
et représente un roi fleurdelysé, nous en avions constaté
l'existence dans une autre édition de la même pièce, qui
fut publiée à Paris en 1589, par Anthoine du Breuil, sous
le titre de : *Les Propos tenus par monseigneur le D. de
Mayenne, aux capitaines et soldats de la S. Union, auparavant
le combat.* In-12 de 6 ff. qui porte au verso de sa dernière
page un assez mauvais sonnet *à la saincte union des Catholiques françois.*

Ce petit volume dépendait de la bibliothèque Montbret,
et M. Frère nous l'avait fait passer sous les yeux. Il s'est
trouvé depuis confondu dans les autres brochures dont le
catalogue est commencé, et ce fut encore à M. W. Martin
que nous dûmes le dessin de ce bois qu'il eut l'obligeance
de relever pour nous à la bibliothèque Mazarine.

Depuis nous avons eu l'occasion de trouver cette édition dans un des catalogues de Menu, et nous l'avons
acquise. Nous donnons ici le sonnet dont nous parlions
tout à l'heure :

> *Troupeau sacré, que l'amorce alléchante*
> *Du fol erreur qui conduit à la mort*
> *N'a faict broncher, ne de Circé le sort*
> *A sceu charmer, tant as l'ame constante.*

Troupeau divin que la source coulante
Du sacré Sang garantit de l'effort
De l'ennemy, qui te donne le tort,
Pour advancer sa doctrine meschante.

O peuple heureux, qui sans fard ne feintise
T'es arresté en la foy de l'Eglise
Et n'as suivy l'hérétique peu caut :

Qui tout badin despourveu de cervelle
Enrage après une reigle nouvelle
Et desreiglé ne sçait ce qu'il luy faut.

La Bibliothèque publique de Rouen nous a fourni (Recueil N, n° 267) :

Vray discours et defense des catholiques de la ville de Rouen.... S. l. n. d. 1589. 4 ff.

La prinse de la ville et chasteau de Gournay.... Paris, Hubert Velu. 1589. 8 ff.

On y remarquera le bois aux armes de France qui forme le recto de l'avant-dernier feuillet. M. W. Martin possède de cet opuscule une autre édition de 7 ff. publiée à Lyon par Jean Patrasson.

Enfin, nous devons à la Bibliothèque nationale les deux autres plaquettes, portées sous les numéros 121 et 134 de son catalogue.

La Deffaicte et routte des trouppes du Roy de Navarre... le 21ᵉ jour de septembre.... Paris. H. Velu 1589, in-12.

Nouvelles de ce qui s'est fait aux armées près Dieppe jusques au 7. octobre 1589. S. l. n. d. in-12.

La Bibliothèque nationale possède, sous les numéros 122 et 124, Lᵇ 35, deux pièces qui sont la reproduction à peu près littérale des deux publications relatives à la bataille d'Arques que contient notre recueil.

Ainsi, le nᵒ 122 : « LE DISCOURS VÉRITABLE DE *la défaicte et routte des trouppes du Roy de Navarre entre le chasteau d'Arque et la ville de Dieppe, le 21 jour de septembre, par Monseigneur le D. de Mayenne.* — *A Paris,* JOUXTE LA COPIE DE *Hubert Velu, 1589, avec permission,* » ne diffère de la *Deffaitte et routte des troupes du Roy de Navarre* que par les mots que nous mettons en petites capitales.

A la première page du texte, les quatre premières lignes sont modifiées de la manière suivante : « *C'est une chose assez notoire* à un chacun que le 21 jour de ce présent moys de septembre, qui fut le jour de S. Mathieu, le Roy de Navarre..... » et le reste comme dans notre plaquette.

A la dernière page, les mots *et dura* qui commencent la seizième ligne sont remplacés par « environ ».

C'est dire assez que la réimpression de cette plaquette n'offrait pour notre collection aucun intérêt.

Quant au n° 124 : « *Discours abrégé du combat des armées de M. le Duc de Mayenne et du Roy de Navarre, le jeudy 21 septembre 1589. Paris, G. Brihon, 1589,* » c'est la reproduction exacte de ce que nous donne « *La Défaicte véritable.* »

L'éminent directeur de la Bibliothèque nationale, M. Léopold Delisle, que nous sommes si heureux de compter au nombre des membres de notre Société, nous a personnellement fourni, avec son obligeance ordinaire, tous les renseignements dont nous avons pu avoir besoin.

Aussi est-ce de notre part une obligation bien douce à remplir que de terminer ces lignes en lui renouvelant, ainsi qu'à M. W. Martin, l'expression de nos plus vifs remerciements et de toute notre gratitude.

INDEX

Des pièces comprises dans ce Recueil.

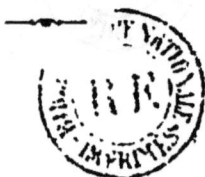

VRAY
DISCOVRS
ET DEFENCE DES
CATHOLIQVES DE LA
Ville de Rouen, contre le siege
& force du Roy de Nauarre,
lequel fut contraint de se retirer
ayãt perdu de ses hommes au
fort de Saincte Catherine. 1589.

Ensemble le nom des Chefs principaux
lesquels y ont perdu la vie durant
lediĉ Siege de Rouen.

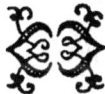

.

A PARIS
Jouxte la Copie de la lettre
missiue enuoyee de Rouen.

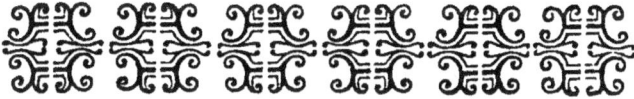

LA RESITANCE FAICTE PAR LES

Habitans & Catholiques de la ville de Rouen
contre l'Armee et trouppes du Roy de Nauarre,
luy ayāt mis le ſiege au mois d'Aouſt mil cinq
cens quatre-vingt-neuf.

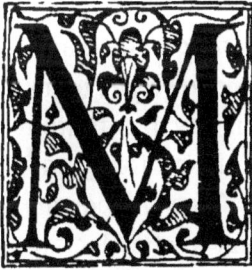

E S S I E V ʀ s, ie deſire que
ſçachez ce qui c'eſt paſſé ces
iours derniers à la ville de
Roüen ville capitalle du païs
de Normandie, le Roy de Nauarre voyant que la mort de
Hēry de Vallois son beau
frere, & que ſes forces ne pouuoiēt reſiſter contre
les Pariſiens, ſoudain leua le ſiege, qu'il voyoit
luy eſtre d'inportance, & lors ſe achemina vers
Rouen luy et toute ſon armee, leſques eſtāt arri-
ues de biē pres, il faict ſommer la vile & les habitans, par vne trompette, ſçauoir ſ'il ne voulloit

pas recongnoiftre le Roy de Nauare pour leur
Roy et feigneur.

Soudain le Confeil fut Afamblé de Meffieurs les
Prefidens Bourgeois & Catholiques de la ville de
Rouen, de ne point obeir à vn Roy Heretique &
firent responfe à la tromppette du Roy de Nauarre qu'ils tenoient pour la faincte vnion & qu'ils
vouloiēt viure & mourir pour les Princes Catholiques. Donc le Roy de Nauarre ayant entendu les
refpōce des Catholiques de Rouen & qu'il eftoient
refolus de foutenir le partir des Princes Catholiques de rage il faict border la riuiere de Saine
comme il auoit fait eflāt auec fon beau frere Henry
de Vallois deuāt Paris, lors qu'il luy promettoit
que f'il entroit dedans Paris qu'il feroit fon grand
licutenant des heretiques, ce que Dieu n'a permis
à Henry de Vallois comme il vous a efté declaré
par le difcours du Iacobin.

Or pour reprendre la matiere du fiege mis du
Roy de-Nauarre de deuāt la ville & fausbours de
Rouen & de toutes ses entreprinfes vaines auec
tous fes realyftes Efpernonniftes Atayftes & Heretiques, que fi pouuoit entrer dedans Rouēt qu'il

leur donnoit tout au pillage, & mefme de tout
ce que ces gens de fon armee pouroit prendre,
tant hommes fames que filles, gens d'Eglife orne-
mēs Galices & Croix d'argent leur dōnoit tout au
pillage & à ranſçon ce qui à efté raporté dedās la
ville de Rouen par gens notables & pauures hommes d'Eglifes lefques font dedans ladicte ville.

Or pour advertir que les Catholiques de Rouē fe
font brauemēt defēdus cōtre larmee du Roy de
Nauarre, et à efté fon fiege vēdredy et samedy dernier fut contraint de fe leuer à leur grand honte &
confufion auec pertes de leurs hommes, & entres
autres vn des enfans de Gomery & un des fils ne
Colombieres y ont perdu la vie & croyez que les
enfans de Rouen leur ont fait congnoiftre ce qu'ils
fçauent faire, fachez que le mardy & mecredy
xxviij. & xxix. d'Aouft Fontaine Martel Perdriel,
Pellicard, monfieur de Briffard et autres braues
Capitaines des Ouallons leur donnerent vne fi ter-
rible cargue qu'il demeura vn bon nombre de leurs
hommes entre l'Eglife du Mefnil & le fort saincte
Catherine, fi les foffes de ce lieu la ne eftoient pleins
ils ont aidé a les emplir graces à Dieu, et croyez que

le Roy des Nauarrois n'y à plus que faire : Mais il ont faict plufieurs rauages de maifons et de moulins dans la ville de Garnetal, bruflé et faccagé aux enuirons de ceste ville, comme fi euffent efté barbares.

FIN.

L A

HARANGVE

FAICTE PAR MON-

SEIGNEVR LE DVC

de Mayenne, aux Capitai-
nes et soldats de
son armee.

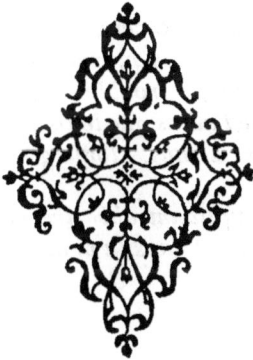

A LYON,

PAR IEAN PILLEHOTTE

M. D. LXXXIX.
Auec permission.

SONNET A MONSEI-
gneur le Duc de Mayenne.

Q Vand vn nauire en mer eſt agité du vent,
  Qui eſleue les flots, & emboſſe les ondes
Et fait dans l'Occean des vallees profondes,
Et des monts qui au ciel vont leur chef eſleuant.
Les experts matelots, qui quelque gain ſuiuant
  S'expoſent au danger des vagues furibondes,
  Aux anchres ont recours, qui de leurs dents mi-
    rondes
Aſſeurent le vaiſſeau, & ceux qui ſont dedans.
  Tout ainſi en ce temps qui rudement redouble
  Orage ſur orage, & trouble deſſus trouble,
  (Si bien qu'il eſt aduis que le lis d'or cherra :)
Tous ont recours à vous, Monſeigneur, car vous
    eſtes
  Celuy qui, Dieu aidant, abbattrez ces tempeſtes,
  Et lors le lis doré dans la paix anchrera.

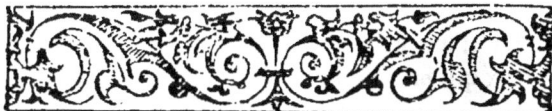

LA HARANGVE FAI-

*cte par Monſeigneur le Duc de Mayenne
le neuſieſme iour de Septembre aux Capitaines & ſoldats de ſon armee.*

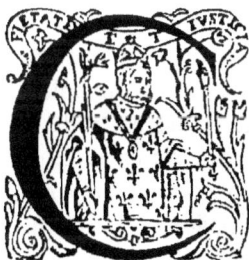

'EST vne choſe de grande cõſequence
(mes compagnons, couſins, & bons
amis) que nous deliberons doreſna-
uant executer, puis que la neceſſité
nous preſſe de donner fin à ceſte tant
ſainĉte & glorieuſe entrepriſe, parquoy il eſt grandement beſoing que
rememoriez ſouuent en voſtre pen-
ſee le vœu que vous auez faiĉt : vous aſſociât à ceſte compa-
gnie, & vous ſouuienne ſous qui eſt-ce que vous cõbatrez,
& que Ieſus Chriſt eſt voſtre chef & conduĉteur, & pource
deuez vous entr'aimer & pardonner l'vn à l'autre, des torts
& iniures que pourriez vous eſtre faiĉt enſemble : n'y ayant
plus belle marque ny ſigne d'vn cœur genereux que l'oubly
des torts & iniures receuës.

Souuenez vous que pour la diſcorde des chefs, pluſieurs
armees ont eſté peries, & penſez qu'en vain vous implorez

la grace, faueur & affiftence de Dieu, fi obeiffans à fon fainct commandement vous ne retournez en grace les vns auec les autres : car ie fuis affeuré que les ennemis ne pourront rien contre ceux qui en vferont ainfi.

Or penfez donc mes bons amis, que fi par les guerres paffees il y en ait eu vne qui meritaft qu'on vfaft de loyauté, foy, prudence & confeil : c'eft maintenant en celle cy qu'il faut que toutes ces chofes y foient employees. Et quád bien ie feroy affeuré de perdre la vie, ie veux hónorablement fatisfaire & à moy mefme & à la gloire de mon pere & de mon ayeul.

Or confiderez donc que i'ay toufiours pensé eftre chofe bien feáte pour le refpect de ce qui eft louable & vertueux, feruant & au falut particulier, & au bien public de tous en general, de iamais n'imaginer chofe en mon efprit qui ne fuft raifonnable, autant enuers Dieu, que enuers les hommes, en quoy ie me fuis toufiours efforcé : & encore pretends ie icy faire mon debuoir : aymát mieux acquerir en icelle la grace de Dieu & la gloire de fa treffaincte & vnique efpoufe noftre mere faincte Eglife, que tous les autres biens qui pourroiét eftre fouhaitez au monde, pourquoy ie prie Dieu qu'il luy plaife m'affifter de fon fainct Efprit.

Penfez donc derechef que noftre entreprife eft faincte, & iufte, & qu'é icelle Dieu nous aydera, moyennant que nous luy demandions fa grace & faueur, & par ce moyen ferons cóferuez de l'aduátage que noz ennemis pretédent fur nous, & à l'iffuë de noftre victoire reduirons la captiuité de noftre pays & republique Françoife en affeurance, & feront deliurees nos femmes & enfants de feruitude & remis en liberté. Chofe que

nous deuons cent mille fois plus eſtimer que noſtre propre
vie, cóme recite vn poëte de noſtre temps en ces vers.

C'eſt vne ſainte guerre,
De mourir pour ſon Dieu, & deffendre ſa terre,
De garder ſa maiſon, ſa femme & ſes enfans,
Pour vn petit de ſang qui nous rēd triumphās

Or s'il eſt vray, cóme de certain il eſt, que la bóté diuine
ne faut iamais de ſecours à ceux qui pour la foy & ſalut de
pluſieurs diſpēſent leurs vertueux faits, ie ne crains point
(mes cópagnós & bós amis) que le iour no⁹ paroiſſe en rié
perilleux, auquel cóbatans vailláment nous ne ſoyós eſtrenez
d'vne couróne de gloire infinie, qui dónera tel effroy à nos
ennemis, que la reputation prenát accroiſſemét en nous,
fera que les autres à l'aduenir redouteront (non ſeulement
nos faits & vaillances) ains encore la ſeule memoire & recit
de nos noms.

Pendant dóc que nous auós l'occaſion en main, & qu'elle
nous fauoriſe, il faut que chacū de vous autres reprénc cœur
& s'efforce de vaincre ſõ ennemy, attédu que touſiours on
loùe les bós & valleureux ſoldats, leſquels aimeroient mieux
perdre la vie, qu'il leur fuſt imputé & mis à ſus que leur
pareſſe & faineátiſe ait retardé en rié le cours d'une victoire.
Vous ſçauez que ces iours paſſez ie vous ay dóné à entendre
l'hónorable fin où tend ceſte entrepriſe, ce qui vous doit
ſuffire pour vous conforter & poindre à reprédre voſtre ac-
couſtumee hardieſſe, ayant touſiours en voſtre péſee qu'en
l'entrepriſe où le cœur & la generoſité defaillent, l'art n'y
ſert de rien & la prudence y eſt inutile : parquoy il faut

qu'à quelque prix que ce foit que vous defployer vos forces, vous portans en bons foldats & tres-vaillans hommes, veu que vous n'aurez à cōbatre pour vne feule chofe, ny icelle de peu de cōfequēce, ains pour la vie, pour le pays cōmun à vous tous, où vous auez efté nourris, & efleuez : pour voz femmes & enfans : & en somme pour toutes chofes tant humaines que diuines, lefquelles en vainquant font voftres, & vaincues cedent à l'ennemy.

Quoy que ie fois trefcertain qu'il n'eftoit befoin de vous vfer d'exhortation pour vous aiguillōner à cōbatre nos aduerfaires, ayant efté aduerti que la plupart de vous autres ont plufieurs fois fait requefte à leurs Capitaines de les cōduire en la guerre, ayant quelque fois trouué mauuais qu'on a fi longuement retardé de ce faire : fi eft-ce pourtant que i'ay trouué treffeant & conuenable de ne vous faillir en rien de mon deuoir, m'affeurant que la prefente exhortation feruira encore à vous confirmer & maintenir en cefte voftre & noftre fainéte deliberation, & que prenant garde aux chofes fufdiétes nous aurons facilement la viétoire fur nos ennemis : Pour laquelle ie prie Dieu qu'il luy plaife nous maintenir, & conduire en icelle, & nous donner ce qui nous eft neceffaire & proffitable, tant fpirituellement que corporellement.

F I N.

LA PRINSE

DE LA VILLE ET CHAS
TEAV DE GOVRNAY EN
Normandie, par Monseigneur
le Duc de Mayenne, le septiesme
de ce present moys: auec les noms
& nombre des prisonniers.

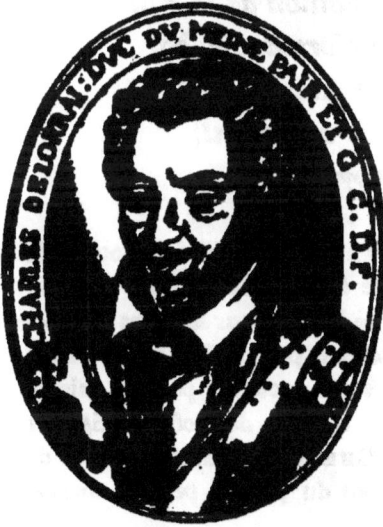

A PARIS,
Pour Hubert Velu, deuant le College de
Bon cour. 1589.
Auec Permission.

DISCOVRS

de la prinse & rendition de la ville
de Gournay en Normandie, par
M. le Duc de Mayenne, le
septiesme de ce present
moys.

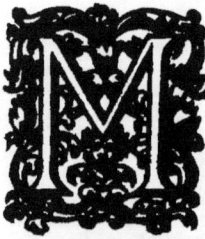

Essievrs, affin qu'il soit notoire &
manifeste à tous (Catholiques lecteurs)
comme de iour en iour les bons et genereux guerriers pour nostre saincte Vnion
trauaillét & procurent pour la saincte
cause & querele de nostre Seigneur
Iesvs Christ, & l'augmentation de
son Eglise, & du soulagement du pauvre peuple, comme
nous pourrons dire cy apres:

Monseigneur le Duc de Mayenne ayant tousiours eu le
soing de deffendre & maintenir la saincte Religion Catholique, Apostolique, & Romaine, & le plus seur baston du-

quel il ait vfé en fes deffains & entreprifes, il n'a rien fait
fans inuoquer Dieu au foir & au matin & à toutes heures
du iour : & a imité & s'eft propofé pour miroir l'exéple de
plufieurs, qui n'ont rien commencé ou conduit, fans en
premier lieu demander ayde & fecours au Recteur & pro-
tecteur de l'Vniuers. Et afin de côtenter le defir de ceux
qui veulent & defirent qu'on preuue ce que l'on allegue, ie
te mettray en auant quelques exemples fainctes & notables
où l'on fe doit former & arrefter : Noé ce grand perfonnage,
ne fut il pas preferué & guarenty au temps du Deluge par
oraifon & priere ? Moyfe fit diuifer la mer & donner fec
paffage entre les vndes au peuple d'Ifrael par fes prieres.
A la requefte & fupplication de ce fainct perfonnage & amy
de Dieu Iofué le Soleil retarda & abfcôfa fa lumiere & retira
fes rayons d'Occident pour efclairer aux Cheualiers & gendarmerie d'Ifrael, en fa vertu deuant Gabaon, les batail-
leurs du peuple efleu de Dieu chaffoient & mettoient en
fuitte leurs ennemis quand le fainct Prophete & efleu de
Dieu Moyfe leuoit les mains au Ciel par deuote & faincte
oraifon pour fes combattans : & fitoft qu'il les abbaiffoit
le faiz de la bataille cheoit fur les fiens. Et certainement
nulles armes materielles ne font fi penetratiues, fi tran-
chantes & vertueufes à defconfire ofts & à donner victoire
côme eft la vertu d'Oraifon. Ceux qui ont efté les plus de-
diez & confacrez à Dieu, des anciens Princes de noftre
France, en ont donné maintes fois la preuue. Le bon Roy
Robert (qu'à la mienne volonté nous en euffions vn femblable

auiourd'huy) fut tellement zelé & confit au feruice & honneur de Dieu qu'il portoit la chappe au Chœur pour com-
mencer le chant & entonner les Antiennes en l'Eglife. Et
comme vn iour tref-folemnel il commença à haute voix le
tiers *Agnus Dei*, les murs de la Cité que fes gens affie-
geoïét trebufcherent deuant eux. Partât prenons en meilleur
courage, feruante refolution, & efperons que Dieu le crea-
teur permettra que tous les ennemis de fa faincte Eglife
feront deffaits & ruinez petit à petit, ou par des combats
particuliers, ou par batailles generalles, afin qu'il nous face
iouir du bon droiĉt que nous querellons, qui eĉt fondé fur
l'honneur de noĉtre Dieu, & fur la querelle de fon Eglife
Catholique, Apoĉtolique & Romaine, laquelle les Heretiques tafchent de la ruyner du tout en tout, comme nous
pouuons voir, encores qu'ils f'efforcent, iournellement à
continuer de vomir leur rage en contre nous, mefmement
en la Normandie, où eĉt le chef de cette race monĉtrueufe,
pour prendre & furprendre les villes Catholiques, comme
nous allons dire cy apres toufchant les chemins qu'ils ont
prins pour biĉ mieux gaĉter & ruyner le pays.

Monseignevr le Duc de Mayenne f'acheminant auec
l'armee Catholique en Normandie pour trouuer le Roy de
Nauarre & fes troupes, en efperance de les combattre fut
aduerty que Gournay petite ville à huiĉt lieues pres de
Rouen, eĉtoit detenue par le Sieur de Rubempré, auec fept
à huiĉt cens foldats, qui tenoient le party Nauarrois, &
auffi que c'eĉtoit fon chemin, ne voulant rien laiffer der-

riere qui luy peuſt preiudicier, l'enuoye ſommer de ſe rendre. Ce que n'ayant voulu faire, ledit Sieur de Mayenne
fait approcher l'artillerie Mardy dernier, & le l'endemain
battre de furie, ſi que la breche eſtant faicte quaſi raiſon-
nable pour y entrer, Rubempré voyant ne pouuoir plus
tenir ſe rend à la miſericorde dudit Sieur Duc de Mayenne,
lequel l'a enuoyé priſonnier, auec ſon Lieutenant le Capi-
taine la Fontaine, & monſieur de Sainct Mats auſſi, qui
auoit eſté Gouuerneur du fort de Meullan, & trois ou quatre
autres, en la ville de Beauuais. Mais ladite ville de Gournay
a eſté pillee par les Lanſquenets, qui faiſoiët la pointe. Les
ſoldats qui eſtoient dedans ſe ſont rendus & pris party en
l'armee dudit Sieur Duc de Mayéne. Le lendemain, qui fut
Ieudy dernier ſeptieſme iour de ce preſent mois de Septembre, ſon Alteſſe partit, & alla coucher à trois lieues de
là auec l'armee, laiſſant pour Gouuerneur en ladicte ville
& Chaſteau de Gournay le Seigneur Marquis de Menelay,
lequel prendra la plus grande peine qu'il pourra de garder
ſi ſoigneuſemët que not ennemis ny pourrons pas y remettre
le pied.

Lon tient pour aſſeuré qu'il y a vn Regiment des Suiſſes,
du party de ce Roy de Nauarrois, leſquels ont promis la foy
à mondit Seigneur Duc de Mayenne, & n'attendent autre
choſe qu'il ſ'approche pour le ioindre auec leur artillerie,
& pour donner vne bataille generalle affin de extirper toutes
hereſies, & renuerſer leur armee.

Et puis prier pour les Princes, & les maintenir, apres

auoir finy la priere fe refoudre de ne point fe defancrer du
bon efpoir, fuyuant l'exemple de ces bons perfonnages Nee-
mias & Efdras, lefquels en temps de perfecution conceurent
en leur penfee la merueilleufe & bonne efperance de raffem-
bler & reunir le peuple difpers & detins en feruage par la
perfecution & malveillance des Affyriens, & fefuertuerent
de tout leur pouuoir à réedifier la fainête Cité, & le Temple
démoly & rompu. L'eftat de la ville de Rome ne fut il pas
preferué & gardé des cas infortunez par haute & admirable
efperáce, iufques à feigneurier & dominer tout le monde?
qui la fonda finon les Troyens defconfits & exilez de leur
terre, et agitez par tempefte de mer? Combien d'intollera-
bles afflictions fouftint & endura le royaume d'Efcoffe au
temps de Robert de Brus Roy dudit pays, lequel Robert fut
guerroyé, toutes fes batailles defconfites chaffé, et n'eut autre
refuge finon aux lieux deferts auec les beftes fauuages, perdit il pourtant fon efperance & l'heritage de fon Royaume?
Non certes, car il fut depuis victorieux en l'affemblee de
Benabourg, où luy accompaigné de trente et deux mille
combattans ou enuiron, defconfit Henry Roy d'Angleterre,
& fa compaignie & alliez, qui eftoient cent cinquante mille
combattans, dont en la place & en chaffe moururent plus
de cinquante mille, le demeurant chaffé, & le Roy cinquante
lieues dedans fon pays d'Angleterre. Tant qu'apres celle
groffe defcôfiture le Roy Robert porta paix & aife le fceptre
Royal par toute Efcoffe. Cyrus qui tant efpandit de fang
fur la terre fut furmonté par la Royne Thomiris, elle difant,

tefmoin Iuftin *lib.* 1. *Satia te fanguine quem fitisti,*
cuiufque infatiabilis femper fuifti, eftâche ta foif en ce fang
humain : & plufieurs autres exéples que pourrois enrooller
en ce prefent Difcours , fi ie ne penfois t'ennuyer. Parquoy,
Lecteur zelé, tu dois auoir bonne efperance & toufiours
penfer que le bruit de tes ennemis ne fera perdurable, &
que les bernaiges qui fe preparent pour accabler le Catholique ce ne fera qu'une vapeur de fumee qui f'efuanouira,
& de la cire qui fe fondra deuant le feu : comme au Pfalme 68.
par le Prophete Royal. Dieu nous en face la grace. Ainfi
foit il.

F I N.

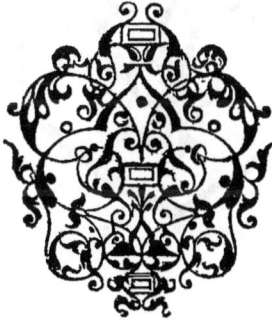

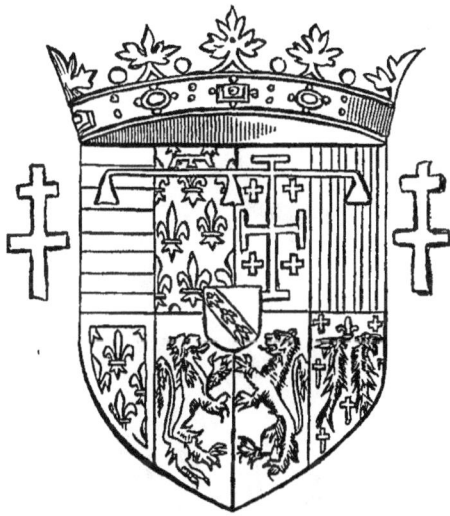

LA
PRINSE ET
RENDITION DE
la Ville d'Eu, située pres la
Ville de Diepe, par Monſeigneur le Duc de Mayenne.

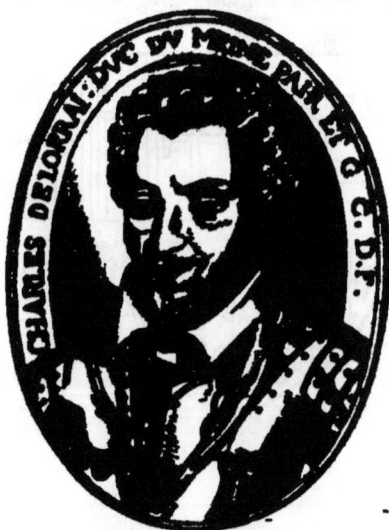

A PARIS,

Pour Hubert Velu, pres le College de Boncourt.

1589.

Auec permiſſion.

CE preſent diſcours a eſté veu & leu par Meſſieurs de la Saincte-Union.

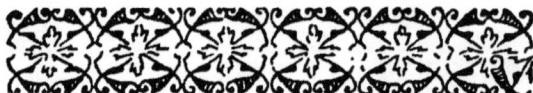

LA PRINSE ET REN-
DITION DE LA VILLE
Deu, par Monſieur le Duc
de Mayenne.

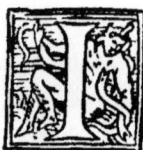

I L y a des habitans en ce monde qui ſont douez de noſtre bonne mere Nature d'un eſprit ſi excellent, tellement qu'en inuention & en execution ils ſurpaſſent leur còpaignons de beaucoup pour la prerogatiue qui a eſté con-
feree à ſes fauoris, ils faut confeſſer qu'ils ont merité quelque louâge, moyènant qu'ils n'abuſent du don de grace qu'ils ont receu, ie vous ay mis les propos cy deſſus mentionnez deuât les yeux à cauſe du Roy de Nauarre, que pluſieurs tiennent pour un parangon entre les plus accords hommes qui pourroiét eſtre au Royaume de France: toutes fois ceſtuy là n'eſt mis ordinairement, & ne doit eſtre au rang des hómes de bon eſprit, qui ne peze la conſequence & l'iſſue de toute ſon entrepriſe, afin qu'il ſçache comment il en doit ſortir: car que ſert à un homme d'aller à la guerre s'il n'en reuient? quel proffit, ou bien quel honneur reuiendra il à ceſtuy qui aura trouué le moyen d'entrer en quelque lieu &

n'en peut fortir à fon honneur? & quand il voudra, autant
vaudroit qu'il fe fuft conftitué en quelque prifon de fon
propre gré : & nommément ce qui eft formellement contraire
au naturel de l'homme qui ne demande que la clef des
champs pour viure en liberté, que naturellement il ayme,
fe voyant le Roy de Nauarre priué de l'efperancè qu'il auoit
de prendre la ville de Rouen, quand ces iours n'agueres ef-
coulez il alla dreffer fon camp deuant, il conclud & arrefta
de faire ferrer fon bagage, ou bien fon mefnage pour le faire
remuer en un autre lieu, tellement qu'il monta à cheual
pour s'acheminer en la ville de Diepe; eftant fur les chemins il tint fon confeil, afin de fçauoir s'il mettroit fon
arreft à execution : pour deux caufes & raifons fon confeil
fut d'auis qu'il ne fe deuoit enfermer dedans ladicte ville.
La premiere des raifons eftoit fondee fur une crainte qu'il
auoit que les habitans de la ville de Diepe ne luy fuffent
affectiónez pour le receuoir auec un tel nombre de gens de
guerre qu'il defireroit y faire entrer auec luy. La feconde des
raifons eftoit pillotee fur une paour encore que ledit confeil
auoit, que le Roy de Nauarre ne peuft fi toft entrer en la
dicte ville, qu'il ne fe trouuaft chargê par les troupes de
Monfieur le Duc de Mayenne qui le fuyuoient de pres.
Toutes ces cófiderations luy firent rompre fon voyage & fon
deffein pour faire fa retraite & refidence en la ville d'Arque:
en laquelle apres auoir feiourné quelques iours, craignât
d'auoir faute des viures neceffaires, tant pour les hommes
qui le fuyuent que pour les cheuaux fur lesquels ils font

montez, determina fortir hors ladite ville pour fe retirer
en quelque lieu plus fort & où il feroit en affeurance plus
grande de fa perfonne : mais fçachant fort bien que les gens
de mondit fieur le Duc de Mayenne n'eftoient fort loing de
luy, & redoubtant d'eftre par eux attaqué, print refolution de combattre le plus furieufement qu'il luy feroit pof-
fible, pour tafcher de les enfonfer ; mais il fut bien deceu &
trompé : car la gédarmerie de módit fieur le Duc de Mayenne
luy fit fi bonne refiftence, qu'il fut contraint de rentrer, &
bien habillement, dedans le Chafteau d'Arque, auquel il eft
encores de prefent, cherchant tous les moyés dôt il se peut
aduifer d'en fortir : mais il ne les peut trouuer, à raifon
qu'elle eft fi bien inueftie qu'il luy fera malaifé d'en fortir,
ou qu'il ne laiffe la vie en combatant, ou qu'il ne foit prins
prifonnier : fi ce cas aduenoit, fuyant le defir des Catholiques de la France, ilz croient eftre aduenu par permiffion
diuine, afin de luy faire endurer la peine qu'il luy eft deuë,
à caufe du tort & de l'iniure qu'il fit, ou bien qu'il tollera
eftre faiĉt à feu monfieur le Duc de Joyeufe quand il fut tué
fi miferablement en Poiĉtou où il s'eftoit acheminé pour
combatre les perturbateurs du repos public de France que
conduifoit le Roy de Nauarre.

Il ne faut trouuer eftrange ny admirable fi i'ay diĉt cy
deuant que le Duc de Joyeufe ayt efté tué miferablement,
car ordinairemēt on ne faiĉt point mourir ceux qui com-
mandent en une armee, ains on tafche de les prendre fans
leur faire mal, afin de tirer d'eux quelque groffe rançon,

ou bien moyéner quelque paix en les rendants, quand ilz
font grands Seigneurs, parceque le Chaſteau qui eſt en la
diſte Ville d'Arque eſt fort, à cauſe de la ſituation du lieu ou
il eſt aſſis, le roy de Nauarre ſe pourra là tenir pour quelque
temps, mais ie crois qu'en la fin il ſera côtrainſt d'ẽ ſortir
ainſi que la faim chaſſe le loup hors du bois, car il eſt mal-
ayſé qu'il y ayt trouué tãt de viures, qu'ilz ſoient ſuffiſans
pour nourrir un ſi grand nombre d'hommes & de cheuaux,
qui ſont ordinairement à ſa ſuyte, tellement que ie ne fais
doute qu'il ne s'efforce encore & bien toſt d'en ſortir, auec
une bonne reſolution de combatre les compagnies qui pour-
roient eſtre à l'entour, & les prendre par force, afin d'eſchapper s'il peut : mais ie croy que la gendarmerie de Monſieur
le Duc de Mayéne y regardera de ſi pres ſuyuant la charge
expreſſe qu'il en a, qu'il ne pourra aucunement paſſer. ou
qu'il ne ſoit tué s'il leur en donne les occaſions, ou pour le
moins qu'il ne ſoit prins priſonnier, afin de l'engarder d'aller és lieux ou il deſireroit comme en Allemaigne, ou bien
en Angleterre, pour prier la Royne de luy donner ayde &
confort, comme elle a deſia faiſt, afin de pouuoir ſurmonter
ſes ennemis qui ſont les Catholiques que Dieu a touſiours
eu en affeſtion ſi ſinguliere, tellement que ie crois fermement qu'il ne fera iamais la grace au roy de Nauarre de
mettre à execution ſon deſſein qui ne tend que d'abolir
noſtre religion Catholique, Apoſtolique & Romaine, pour
faire obſeruer la ſienne, nouuellement eſtablie & inſtallee,
& à ſe mettre en poſſeſſion de la Courône de France, à quoy

iamais ne fe accorderôt les Catholiques, pour autant qu'il
faiĉt exercice d'une autre religion que de la leur, & quand
ainfi feroit qu'il la voudroit delaïffer & abimer, ce nonobftant ilz ne le receuroient pour Roy à raifon qu'il eft
excommunié il y a deux ou trois ans, & que depuis lediĉt
temps il ne s'eft mis en deuoir de fe faire abfoudre par noftre
faint pere le Pape, en quoy il demonftre eftre heretique,
opiniaftre, & par conféquent auffi non recepuable de gou-
uerner le Royaume de France, fuyuant la loy, ou bien la
couftume pratiquee en la Monarchie Françoife par un téps
immemorial, laquelle porte que le Royaume ne peut tomber
entre les mains d'un heretique, non plus qu'en une quenouille, pour les inconueniéts qui peuuent aduenir à la
Chreftienté plus grans de la part des heretiques, que par le
moyé d'une quenouille, Môfieur le Duc de Mayĕne, voyant
qu'il auoit une armee plus grande qu'il ne luy falloit pour
s'inueftir de la ville d'Arque, enuoye une grande partie de
fa gĕdarmerie deuât la ville d'Eu qu'il a prife & en peu de
temps, pour autant que les habitants d'icelle n'ont eu moyen
de refifter fi longuement qu'ils euffent bien voulu à fes
forces, tellement qu'ils fe font rendus à compofition & ont
efté receus de mondit fieur le Duc de Mayenne, fi honnefte-
ment, courtoifement, & doucement, qu'ils n'ont occafion de
fe mefcontenter du traitement de ce bon Prince, & s'en font
allez iceux qu'auoit mis le Roy de Nauarre dedans en garnifon la part où bon leur a femblé. Le Tout-puiffant ayât
permis qu'ils ayent efté prins, & en un inftât, pour autant

qu'ils portoient les armes contre les protecteurs de la saincte Union, qui n'a esté instituee que pour l'extirpation de l'heresie qui regne en France.

La Ville d'Eu rendue à Monsieur le Duc de Mayenne fit marcher l'armee qu'il y auoit droict à Diepe, les fauxbourgs de laquelle furent prins en peu de iours, & si fut battue la ville de telle furie qu'il sera mal-aysé qu'elle puisse tenir par un long temps ou les habitans ne soient contraincts de se rendre par composition, ou qu'ilz ne soient prins par la force des armes, combien qu'elle soit forte & garnie de gens de guerre auec les habitans qui sont assez propres à porter & à manier les armes, à raison qu'ilz sont aux frontieres, & prochains voisins de la mer, ou ilz sont accoustumez & endurcis au trauail & labeur.

F I N.

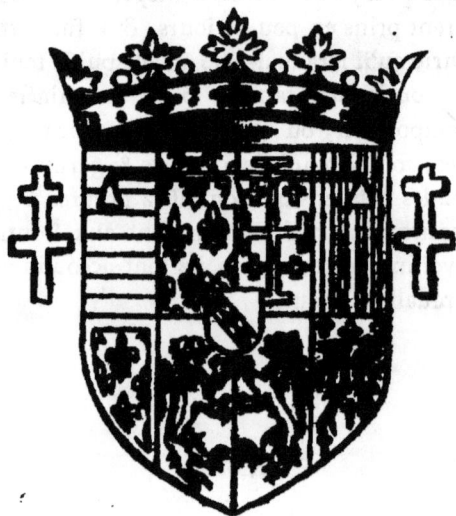

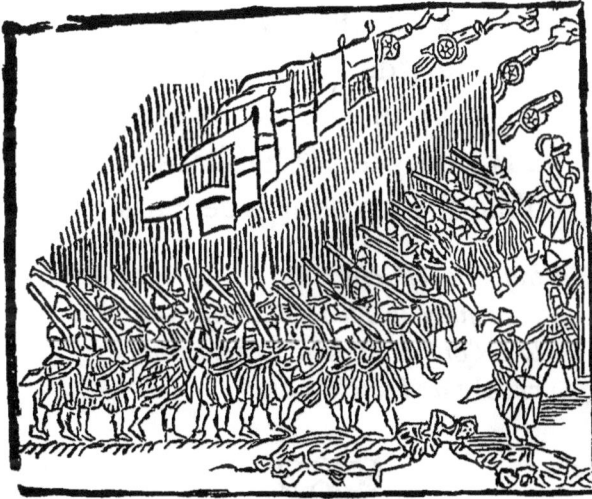

LA COPPIE

D'VNE LETTRE EN-
VOYEE PAR VN GENTIL-
homme, de l'armee de Mon-
feigneur le Duc de Mayenne,
aux Bourgeois & habitans de la
Ville & Fauxbourgs de Paris.

En laquelle eſt contenu la ſeule cauſe
pourquoy le Duc de Longueuille &
la Noüe auec leur armee font ap-
proche de ladicte Ville.

A LYON,
PAR IEAN PILLEHOTTE,
Libraire & Imprimeur de la S. Vnion.

M. D. LXXXIX.
Auec permiſsion.

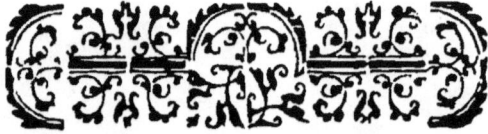

LA COPPIE D'VNE

LETTRE ENVOYEE PAR VN Gentilhomme de l'armee de Monfeigneur le Duc de Mayenne, aux Bourgeois & habitans de la Ville & Fauxbourgs de Paris.

En laquelle eſt contenu la ſeule cauſe pourquoy le Duc de Longueuille & la Nouë auec leur armee font approche de ladiƈte Ville.

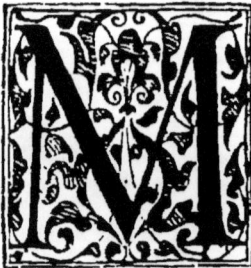

ESSIEVRS, ie ne doute point qu'il n'y en aye pluſieurs de vous autres, leſquels trouuent grandement eſtrange l'approche que fait pour le iourd'huy de voſtre Ville de Paris le Duc de Longueuille, conduit & accompagné du Sieur de la Nouë, hereti-

ques, peruers, & obftinez & plufieurs autres de
mefme eftoffe, lefquels ne font demeurez en la
campagne que pour feruir d'affrons & effrois aux
Villes, qui virillement & conftamment font refo-
luës de viure ou mourir pour la conferuation &
deffence de l'Eglife Catholique Apoftolique & Romaine, laquelle de iour à autre ils tafchent à ren-
uerfer & mettre à neant, quelques chofes qu'ils
difent au contraire, l'on sçait bien où tend le but
de leurs deffeins, comme ie vous diray cy apres.

Or n'eft-il rien de plus certain que depuis trente
cinq ou quarante ans, le Seigneur de la Nouë a
toufiours feruy de vraye phare & guide en l'armee
des heretiques, en laquelle il a tant apprins & pra-
tiqué de furprinfes & mefchancetez, qu'il fe peut
ayfément vanter eftre le plus redouté de ceux qui
tiennent pour le iourd'huy leur party.

Le Duc de Longueuille, comme chef ou conduc-
teur en fon nom de l'armee, & neantmoins dif-
ciple & efcholier dudict de la Nouë (dit bras de fer)
eftant aduerty que Monfieur le Duc de Mayenne

Lieutenant general de l'Eſtat & Couronne de
France, paſſant par le pays de Normandie pour
aller attaquer le Roy de Nauarre, maiſtre & ſu-
perieur deſdicts Longueuille & la Nouë, & gene-
ralement de tous les heretiques, il auoit rendu le
paſſage libre, & auoit remis en ſes mains la Ville
& Chaſteau de Gournay, & rendu le ſuſdict Roy
de Nauarre en telle extremité, & pourſuiuy de telle
ſorte, qu'il luy fut grandement beſoing de trouuer
le Chaſteau d'Arques à ſon ſecours, duquel il ne
peut eſchapper, qu'il ne tombe en la miſericorde
de mondict Sieur le Duc de Mayenne, dequoy
tous Catholiques ſe doiuent grandement reſiouir
& remercier Dieu.

Leſdicts de Longueuille & la Nouë, ayant con-
ſideré le malheur que leur peut apporter vne telle
pourſuitte, ſe delibererent de quitter la Picardie &
aller donner quelques algarades à la ville de Paris,
eſperant que par leurs approches, qu'ils feroient en
icelle Ville, que Monſeigneur le Duc de Mayenne
en feroit en bref temps aduerty : pourquoy tout incontinent, pour l'amitié qu'il porte à ladicte Ville

& aux Bourgeois et habitans d'icelle, il quitteroit
bien toft fa prife pour les venir fecourir, ou que
s'il n'y venoit luy mefme, qu'il y enuoyeroit vne
grande partie de fon armee, & que ce faifant, le
Roy de Nauarre receuroit vn tres-grand foulage-
ment, & fe pourroit plus facillement deffendre.

Pourquoy Monfeigneur le Duc de Mayenne
garny Dieu mercy, autant de prudence et de bon
confeil qu'aucun de fes deuanciers, defcouurant
incontinent en fa penfee les deffeins de telles ver-
mines, ne fe rend aucunement plus eftonné de
telles nouuelles : ains comme refolu de pourfuyure
fon entreprinfe, dit haut & clair ces parolles. Ces
nouuelles ne m'eftonnent aucunement, ie fçay bien
où tend cefte leuee, mais elle fera vaine en mon
endroit; i'ay encore fraifche memoire de celle
qu'ils feirent lors que i'eftoy empefché au pays de
Touraine, ce qui a efté caufe en partie d'auoir fi
longuemènt retardé l'yffue de noftre entreprinfe,
parquoy ie m'empefcheray bien de faire comme
ie feis lors, il eft befoing que ie fois icy, Meffieurs
de Paris font affez fuffifans pour fe garder, ils ont

bien ces iours paſſez renuerſé les deſſeins de deux
Roys, pourquoy à plus forte raiſon pourront-il
bien corrompre ceux de leurs moindres ſubiects.

Ainſi donc pouuez vous aiſement conſiderer en
vous meſmes, que leſdits de Longueuille et la
Nouë ne tendent à autre but, & ne font ceſte approche à autre intention que pour faire leuer le
ſiege à Monſeigneur le Duc de Mayenne pour ſur-
uenir & ſecourir le Roy de Nauarre, qu'ils cognoiſ-
ſent maintenant eſtre reduit en treſ-grande miſere
et extremité, leſquelles choſes leur cauſent vne telle facherie & mauuaiſe opinion, que pour propre-
ment en parler ils ne ſçauent plus de quel bois
faire fleche, ne quel party ne pays ils doyuent tenir
pour leur aſſeurance.

Pourquoy il faut que chacun de vous autres
(Meſſieurs de Paris) reprenne cœur & ſe fortifie
en ſoy-meſme, reſolus de les chaſſer hardiment &
d'vn cœur maſle & genereux, non pas mollement
ceder à leurs volontez. Conſiderez mes amis qu'ils
ſont heretiques & mal-viuans. Et ſçachez qu'il n'y

a iamais eu au monde plus enorme peché que l'herefie & apoftafie de la foy : lefquelles chofes Dieu a voulu punir de fupplice extraordinaire. Car comme dit Sainct Cyprian, Tout homme qui eft heretique, eft prophane & eftranger, & ne peut auoir Dieu pour Pere qui a delaiffé & abandonné l'Eglife fa Mere, & ne peut appartenir à Iefus Chrift, qui fe bande contre fon Eglife & fes miniftres, qui porte les armes contre la focieté Ecclefiaftique, perfide de fa foy, facrilege de fa Religion, periure, & infracteur de fon ferment : car tels ont efté toufiours remplis de pechez lourds & execrables, leur race & pofterité, laquelle portera la pefante & vengereffe main de Dieu toutpuiffant.

Or ceux qui fe font arreftez au giron de leur Mere, ont occafion de remercier Dieu, s'efiouiffant (dit David) de voir les ennemis qui fembloyent eftre fi forts reduits à rien par vne fecrette puiffance, & quand on verroit en France encores vn plus grand nombre d'ennemis heretiques, on ne s'en deuroit non plus eftonner que fi c'eftoyent ſauterelles que le vent emportera : comme il feit celles d'Egypte pour les ietter en la Mer.

Voila donc mes amis comme il ſe faut reſoudre vnanimement les vns auec les autres. Et pour faire concluſion, conſiderez en vous meſmes que ceſte approche d'ennemis n'eſt point vne reſolulution, ne enuie qu'ils ayent d'entrer en voſtre ville, ny aux faubourgs d'icelle : ains ſeulement pour les choſes ſuſdites. Autre choſe ne vous puis que mander, ſinon qu'il plaiſe à Dieu vous faire la grace & vous donner la force de vaincre vos ennemis. De Roüen ce dixhuictieſ- me de Septem- bre, 1589.

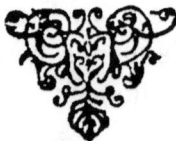

F I N.

Ceste preſente Lettre a eſté veuë
par Meſsieurs du Conſeil de
la ſainĉte Vnion des Catholi-
ques, leſquels ont permis que
ladiĉte leĉtre fuſt imprimee.

DEFAICTE

VERITABLE SVR

les trouppes du Roy de Nauarre, le Ieudy 21. Septembre, 1589.

Par Monseigneur le Duc de Mayen-
ne, Lieutenant general de l'Eſtat
Royal & Couronne de France.

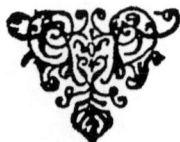

A PARIS,

Chez Nicolas NIVELLE, ruë S. Iaques,
aux deux Colonnes.

Et Rolin THIERRY, ruë des Anglois,
pres la place Maubert.

Libraire & Imprimeur de la ſainᶜte Vnion.

M. D. LXXXIX.

AVEC PRIVILEGE.

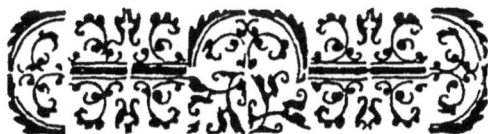

DEFFAICTE VERITABLE SUR

les trouppes du Roy de Nauarre, le Ieudy 21. Septembre, 1589.

Par Monfeigneur le Duc de Mayenne, Lieutenant general de l'Eftat Royal & Couronne de France.

ONSEIGNEVR le Duc de Mayenne eftant venu en Normandie pour faire retirer le Roy Nauarre, qui auoit comme affiegé Roüen, & trouuer moyen de le combattre auffi toft qu'il entra au pays auec fes forces. Le Roy de Nauarre fefloigna de Roüen, & quelques iours apres vint vers la ville d'Heu qu'il prit par compofition, puis y laiffa garnifon de cinq cens foldats, & pour y commander le fieur de Mont-fenarpont, de là se retira à Dieppe, mit

partie de ſes forces en la ville, l'autre à Arques, &
és villages d'entre deux, eſtans ces lieux en vne
aſſiette aduantageuse et difficile à forcer, à cauſe
de trois riuieres des marais & d'autres endroits des
montaignes et bois qui l'enuironnent.

I v G E A N T mondit ſieur le Duc de Mayenne que
ſon intention eſtoit de l'attendre pour l'advantage
du lieu & la commodité de la Mer, qui luy pouuoit fournir viures, amener du ſecours d'Angleterre, ou ſeruir de retraicte ſ'il en auoit beſoin,
il entreprit premierement, à fin d'auoir les chemins libres pour faire viure ſon armee & n'eſtre
incommodé par le derriere, de prendre la ville de
Gournay eſtāt en ſon chemin aſſez bōne aſſiette,
qui est ſur le paſſage de la Picardie et la Normandie.

L e ſieur de Rubempré eſtoit dedans auec cinq cens
hommes de gens de pied, & cinquante ou ſoixante
cheuaux. La ville fut battuë, la breſche faicte, les
ſoldats preſts de donner l'aſſault, lors il ſe rendit
à diſcretion n'ayant voulu mondit Seigneur leur

donner autre compofition, pour ce qu'il les auoit
inftamment requis de ne le contraindre à y mener
le Canon, il fe faifit des chefs qu'il tient prifonniers, mefmes ledict fieur de Rubempré, les foldats
fortirent fans armes, vne partie, l'autre fe meit
auec fes trouppes, la ville fut pillee par les foldats,
apres qu'on en eut fait retirer les filles, femmes,
enfans & fait crier à peine de la vie de ne toucher
aux perfonnes de qui que ce fut, ce qui fut ob-
ferué : Ceft exemple fut iugé neceffaire pour donner quelque cōtentement aux foldats et chaftier vn
grand nombre de ladicte ville qui auroient efté
autheurs de leur prife.

Dvdict lieu il f'en alla affieger la ville d'Heu,
en approchant toufiqurs de Dieppe, qui importoit
auffi beaucoup pour la commodité des viures, elle
monftra de vouloir attendre le fiege, & neantmoins
fe rendit, les approches faictes, & le Canon mis
en batterie : Le mefme iour mondict Seigneur n'y
voulut entrer ny ne fouffrir qu'aucun de son armee y entraft pour les garantir du dommage &
de la licence des trouppes.

S'aduança le lendemain à deux lieuës de Dieppe,
puis tout d'vn coup ſe vint camper deuant ladite
ville quatre ou cinq iours durant, il y euſt de le-
geres eſcarmouches. Cependant il faiſoit reco-
gnoiſtre l'aſſiette du lieu, l'eſtat des forces de ſes
ennemis, & les moyens qu'il auoit de les attirer au
combat, ou de faire entrepriſe ſur Arques ou
Diepe.

Le 21. iour de ce mois de Septēbre, apres auoir
iugé q̄ le plus expedient eſtoit de les attaquer du
coſté d'Arques pour leur oſter le moyen de paſſer
par-deſſus vne chauſſée qui venoit à luy, leur fer-
mer le paſſage, et occuper les logis qu'ils auoient
de ça la riuiere. Deux heures deuant iour il faict
preparer les trouppes qu'il y vouloit employer
qui eſtoiēt de douze cens cheuaux, deux mil ſoldats Frãçois, & deux mil Lanſquenets, y en ayant
d'autres en plus grand nombre pour les ſecourir,
ſ'il en eſtoit beſoin, pour ce qu'il ſe doubtoit bien
que les ennemis qui toute la nuict auoient eu la
plus part de leurs forces de ce coſté là en garde,
ne faudroient de les y amener comme ils firent.

Encore que l'Infanterie des ennemis combatte auec grand aduantage dans un bois taillis fort efpais & efleué, qu'il y euft des trāchees en plu-fieurs endroicts, ſfi eft-ce que noftre Infanterie Frā-çoife fouftenuë des Lanfquenets, apres vne rude & furieufe efcarmouche qui dura plus de trois heures, gaigna les tranchez, où demeurerent plus de quatre cens soldats des ennemis, & vint iusques à l'iffue du bois pres d'vne chapelle où il y auoit des ennemis, qui furent auffi emportez.

Noftre cauallerie qui ſ'aduançoit en un chemin ioignāt le bois, ſ'attacha à celle des ennemis, feirēt plufieurs charges, l'vne fur l'autre, auec diuerfe fortune, nous ayant fouuent du meilleur, tātoft du pire, à caufe que le chemin qui eftoit eftroit ne donnoit le moyen de se feruir de toute la caual-lerie.

CEPENDANT le canon des ennemis qui eftoit placé du cofté d'Arques, delà la riuiere en trois diuers endroits, donnoit toufiours, lequel toutes-fois, à caufe d'vn broüillard efpais n'ē tua pas deux des noftres.

· Eɴ fin l'Infanterie Françoise et les Lanſquenets
qui eſtoient venus iuſqu'à un gros bataillon de
Suiſſes ennemis, les chargea, & en furent tuez
plus de cinq à ſix cens, qui les mit en telle frayeur,
que ſix compagnies rendirent leurs enſeignes, &
deux de Lanſquenets feirent de meſme, dõt celle
de Straſbourg en eſt l'vne, & tous enſemble commencerent d'entrer en capitulation pour ſe rendre
auec Monſieur de Belin, l'vn des Mareſchaux de
camp de l'armee qui eſtoit auec nos Lanſquenets.
Au meſme inſtant Monſieur le Mareſchal de Biron
qui auoit eſté ietté à terre de ſon cheual, ſe rendit
à quelques ſoldats, toutesfois peu apres en vne
charge qui ſe feit de cauallerie, il ſe ſauua, & Monſieur de Belin, et Mõſieur de Tremblecour qui fai-
ſoient la Capitulation d'auec les Suiſſes, furent
retenus & arreſtez, ſ'eſtant perdu l'occaſion d'emporter les Suiſſes, à cauſe d'vn grand retranchement dans lequel ils eſtoient, & à la faueur duquel
le reſte des ennemis ſe meiſt en ſeureté.

Oᴠᴛʀᴇ les huict premieres enſeignes de Suiſſes
& Lãſquenets il y en a eu encores quatre gaignees

& cinq d'Infanterie Frãçoise, dont les drappeaux ont esté apportez & reprefentez au Confeil General de l'Eftat, par l'vn des Efcuyers de mondict Seigneur le Duc de Mayenne.

Ovtre les Suiffes & foldats Frãçois des ennemis qui font demeurez en ce cōbat, il y a de cēt à fix vingts Gentilshōmes, & Capitaines, dont les noms font encor incogneus fors des Sieurs de Bacqueuille et le Cōte de Roucy, il y a plus de deux cens prifonniers de gēs de toutes qualitez, ceux qui les ont en doiuēt rapporter les noms, afin de les cognoiftre.

Novs y auōs perdu de noftre cofté Mōfieur de Sagonne & Mōfieur le Barō de fainct André, fort plaints et regrettez pour leur valeur & merite, & quinze ou feize autres Gentilshommes, & enuirō cent foldats, & pareil nombre de bleffez, cē qu'il n'y euft cōmodité pour la difficulté du lieu, de faire combattre la plufpart de nos forces, a empefché que nous n'ayons obtenu vne victoire entiere.

Tovs les Princes y feirent tres-bien de noſtre part, & Mõſieur le Duc de Nemours y eut deux cheuaux tuez ſoubs luy, & un troiſieſme bleſſé. Monſieur le Duc de Mayēne ſeit paroiſtre en ceſte occaſion tant de valeur prudence & d'aſſeuree reſolutiõ, qu'apres Dieu on luy doit l'eur & ſuccez de ceſte exécution, en laquelle le Roy de Nauarre à fait vne telle perte, de la fleur & eſlite de ſon armee qu'elle en eſt affaiblie d'vne moitié.

FIN.

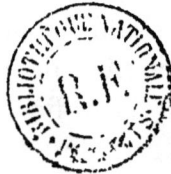

Extraict du Priuilege.

PAR priuilege donné et octroyé, par Meſſieurs du Conſeil general de la ſainɛte Vnion des Catholiques : A Nicolas Niuelle, & Rolin Thierry, Libraire & Imprimeur : Il leur eſt permis d'imprimer tout ce qui peut cócerner l'Eſtat public & affaires de la France, & ce qui ſera ordóné & procedera d'iceluy Conſeil. Et ſont faiɛtes deffences à tous autres Libraires & Imprimeurs, de les imprimer ou faire imprimer, ny expoſer en vente, ſous peine de confiſcatió des exemplaires, & d'amende extraordinaire, ainſi que plus à plein eſt contenu par lediɛt Priuilege. Donné à Paris le 18. Auril, 1589.

Signé,

S ENAVLT.

LA

DEFFAITTE

ET ROVTTE DES
trouppes du Roy de Nauarre
entre le Chasteau d'Arque, &
la Ville de Diepe, le 21. iour
Septembre.

Par Monseigneur le duc de Maïène.

Auec le nombre des morts & prisonniers, &
enseignes qu'on en a apportees.

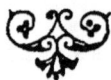

A PARIS
Pour Hubert Velu, pres le College de Bon-court
1589
Auec permission.

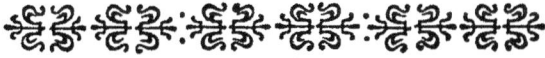

DISCOVRS DE LA
deffaicte & route des troupes
du Roy de Nauarre, entre le
Chasteau d'Arque, & la Ville
de Diepe, le 21. de Septembre

*Par Monseigneur le Duc de
Mayenne.*

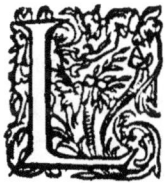

E vingt-vniesme iour de ce moys
de Septembre Mil cinq cens quatre vingtz & neuf, qui fut le iour
saint Matthieu, est tout notoire que
le Roy de Nauarre s'estant enfermé
dans le Chasteau de la Ville d'Arque, auquel estant
distant de la plus grande partie de sa gendarmerie fit courir vn faux bruit comme estant le plus
foible, ne sçachant s'il se devoit rendre ou fuir, &
inventa par trahison & à son aduantage parmy le
camp des Suisses à les inciter de se vouloir rendre,

& promptement māder à Monſeigneur le Duc de
Mayenne la volonté qu'ils auoïēt de ſe retirer de
la compaignie dudit Roy de Nauarre : tellement
qu'à l'inſtant mondit Seigneur le Duc de Mayenne,
se doutāt fort bien qu'il leur eſtoit aiſé de ce faire,
& que ſans aucune trahiſon il les pouuoit aiſee-
ment receuoir, ayant par maligne intētion baillé
le ſignal pour ce faire, et s'offrant et manifeſtant
telle expedition, & continuant ceſte offre, ledit
Seigneur duc de Mayenne, comme vaillamment
bien entendu, & ne ſe fiant auſſi du tout à telles
vaines offres, comme preuoyant le cas à quoy tel
faict ne s'accorderoit, fit ſoudainement preparer
quelque nōbre de cheuaux legers pour aller au
deuant, leur notifiant la bonne & affectee volonté
qu'il auoit, qui eſtoit de bien humainemēt les receuoir : lequel eſtāt accōpaigné de Monſieur le
Marquis du Pont, fils premier du Duc de Lorraine, qui en bonne deliberation, eſtant en fort
bon ordre, & ſans aucune diſſimulation, fit ſes
approches enuers leſdits Suiſſes : leſquels incontinent à leur arriuee, & à l'inſtant de leur préſenta-
tion, ſubitement tournerent viſage, & ſe ruerent

d'abondant fur les troupes de mõdit Seigneur le
Duc de Mayēne, auec grand nombre de cauallerie qui les fuyuoiēt de pres : dont pour le plus
principal chef d'apres le Roy de Nauarre, eftant
affiftãt le Marquis de Conty, à prefent dit le Prince
de Condé, fuiuy & accompaigné de quinze cens
cheuaux legers à fa fuyte, lequel ne laiffa touteffois d'eftre vaincu, et mourut en icelle rencontre
& furprinfe qu'il pēfoit faire à l'endroit de mondit
Seigneur le Duc de Mayenne : & femblablement
y demeura le Seigneur de Chaftillon, qui eftoit fils
de Gafpard de Coligny, iadis Admiral de France,
qui feruoit d'auant garde audit Marquis de Conty,
lequel f'auāça de faire la premiere charge, qui
nonobftant leur trahifon ne laifferent à demeurer
fur la place, & furent deffaits, et les Suiffes pareil-
lement tous mis en route, dés qu'ils furent apper-
ceus trahiftres, lefquels ne penfoient eftre fi rudement releuez : & dit on qu'ils fe font repentis de
n'auoir fuiuy leur premiere pointe, qui eftoit de fe
rendre audit Seigneur le Duc de Mayenne, & y
ont pour le iourd'huy regret. Et y eut entre le
chafteau d'Arque & la ville de Diepe vne fort

grande & merveilleufe batterie, en laquelle y eut
deux cheuaux tuez foubs Monfeigneur le Duc de
Nemours, lequel encourageant vaillamment fes
troupes au combat, & leur faifant redoubler la
charge & pourfuyure contre fes ennemis, fut deux
groffes heures entieres fans auoir aucun loifir de
remonter à cheual : mais ainfi cõme la charge fe
pourfuyuoit, arriuant à l'inftant Monfeigneur le
Duc du Pont, ayant fort fubtilement defcouvert
la trahifon qui leur auoit efte faicte, foudainement
& auec alaigreffe de cœur fe prefenta au combat
pour la feconde charge, qui fut l'endroit où Mõ-
feigneur le Duc de Mayenne fut foudainement
fecouru : lequel ayãt dés la premiere charge fait
vn fi bel exploit, ralliant fes troupes, accõpagné
dudit Marquis anticipa de rechef fur les ennemis
qu'ayans mis en route pour la feconde fois, furent
contraincts de regaigner la Ville de Diepe, où ilz
furent tellement pourfuyuiz que Monfieur le Duc
de Mayenne print le l'vn des fauxbourgs de ladicte
Ville de Diepe, & les tient là enferrez & tellement
en bride, qu'ilz ne peuuent plus faire aucune fortie, & auffi le Roy de Nauarre eft fi contrainct que

le bruit court qu'il veut quicter la Ville de Diepe, pour ce qu'il n'y est pas trop en feureté, & qu'il tafche à fe retirer deuers la Ville de Callais, ou deuers la cofte de Boulongne, tellement que la trahifon dōt il eft inuenteur luy a tourné à fon grand dommage, & aufdicts Suiffes auffi, lefquelz pour tout loz de n'auoir iamais eftez taxez d'eftre trahiftres, ont en ceft endroict perdu l'honneur de telle franchife, & ont perdu les plus principaux chefs de leurs troupes. Et du cofté de Monfeigneur le Duc du Maine on ne f'eft apperceu que de Monfieur de Sagonne, duquel on ne fçait f'il est mort ou pris, lequel ayant faict fi dextrement fon deuoir en icelle rencontre, que fon renom en demeurera a iamais immortel.

Voila comment le beau fuccez que le Roy de Nauarre aye bien fceu pratiquer par ces cautelles & ruzes, qui penfe fçauoir, comme defia nous l'auons recité en autre lieu : car ayant prefque fix hōmes cōtre vn en cefte trahiftreufe charge, pour & à cefte fin de rompre le camp total de Monfeigneur le Duc de Mayenne, & fe rēdre le maiftre de toute la Normandie, & pour conclure à fes

deſſains, & voyant que Monſeigneur le Duc de
Mayēne n'eſtoit aucunemēt adverty d'aucune bataille, ſinon que par quelque preſentation, en ma-
niere de parlementer : mais toutesfois le grand
Dieu des batailles a permis que mondit Sieur le
Duc de Mayenne a ſubiugué la temerité de ſi
grandes forces preſentes.

Les memoires des Seigneurs qui ont eſtez tuez
de leur part, eſt à noter qu'à la premiere charge
qui ſe fit à l'arriuee des ſuſdictz Suyſſes, & qu'ilz
commencerent à charger sur leſdictes troupes de
Monſeigneur le Duc de Mayēne, ſ'y troua le ſieur
de Chaſtillon, lequel menoit l'auant garde du Roy
de Nauarre, auec quinze cēs cheuaux legers pour
les ſouſtenir lequel demeura mort ſur la place,
auec grand nombre de ſes gens, & fut occis tout
le premier.

Secondement, pour rallier les Suyſſes leſquelz
furēt mis en route tout de plaine arriuee qu'ilz
eurent manifeſté leur maudicte trahiſon, ſe troua
preſt et à l'inſtant pour leur ſecours le Marquis de
Conty, lequel faiſoit front pour les ſouſtenir, enuiron de deux mille cheuaux, lequel semblable-

mēt demeura mort ſur la place, dont lon eſtime
que ce fut l'endroict ou ledict Seigneur de Sagonne
expoſa le ſaict de ſa charge.

Tiercement, que le tout fut à deſcouert que la
trahiſon fut apperceuë le ſieur de la Rochefoucault
y arriua, accompaigné ſemblablement de quelque
grãd nombre de cauallerie, penſant reſiſter à la
charge qui ſe faiſoit par Monſieur le Duc de Nemours, tant ſur l'auant garde que ſur la bataille
des ſuſdits ennemis, qu'à la premiere poincte où
il ſe propoſa, tomba mort parmy les Suyſſes, leſquelz ne ſçauoiēt de quel coſté tourner, & fut le
combat merueilleuſemēt furieux et rude, tellement qu'ilz perdirent la pluſgrand part de la nobleſſe qui eſtoit de leur part, & enuiron dix ſept
enſeignes prinſes que mondit ſieur le Duc de
Mayenne enuoya de par deça, auec ioie & cõſola-
tion à tous Catholiques de rēdre graces à Dieu
d'auoir obtint vne ſi grande victoire contre les ennemis de noſtre mere ſaincte Egliſe.

Lon tient pour certain que ſi leſdictz Suyſſes
euſſent penſé que la victoire euſſe tourné à leur
dõmage, comme elle a faict, ilz ſe fuſſent à bon

efcient rendus, d'autant que c'eft leur couftume
de fe mettre du cofté des plus forts, & à qui plus
leur donne, & ne font pas à leur en repentir. Mais
Dieu qui rabbaiffe l'orgueil de telz prefomptueux,
à qui l'hōneur de toutes chofes appartient, f'eft
preferé au deffus de l'ambition de telz orgueilleux.

Outre le nombre des chefz de leur part prins,
morts & blecez, y eft demeuré prins le Colonel
des Suyffes, auec vingt deux des plus principaux
chefz & capitaines de leur ligue, & bien cinq cens
de Suyffes tuez.

Et des troupes de François du party du Roy
de Nauarre eft eftimé de quinze à feize cens, tāt
pris, morts, que blecez, & dura ladicte bataille
depuis cinq heures du matin qu'elle commença,
& dura iufques fur lés deux ou trois heures apres
midy, qui fut le iour fainct Mathieu, vingt &
vniefme iour de ce moys de Septembre.

FIN.

DISCOVRS DE

LA PRINSE

DE DEVX GRANDES

´nauires enuoyeés de la part de
· la ʀᴏʏne d'Angleterre au ʀᴏʏ
de Nauarre. Et du cõbat naual,
faiɕt fur la mer, par Monfieur
le Cheualier d'Aumalle.

Auec la furcharge faiɕte fur les trou-
pes du Roy de ℵauarre, par Mõ-
fieur le Duc de Nemours le fa-
medy, & Dimenche enfuyuãt
de la premiere deffaiɕte.

A PARIS.
Pour la Veufue de F. Plumion, demeurant
deuant le petit Nauarre.
M. D. LXXXIX.

´cAuec Permiffion.

DE LA PRINSE DE

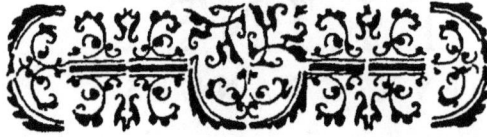

*deux grāde Nauires enuoyeés de
la part de la Royne d'Angleterre
au Roy de Nauarre, Et du combat
naual, fait sur la mer, par Môsieu
le Cheualier d'Aumalle.*

Auec la furcharge faicte sur les troupes du
Roy de Nauarre, par Mónsieur le Duc de
Nemours le famedy, & Dimanche en-
fuyuant de la premiere deffaicte.

Ombien que le Roy, de Nauarre fe foit perfuadé de la victoire de cefte bataille qui foufrit le iour S. Mathieu dernier paffé, és iours en fuyuāt du famedy & Dimēche d'apres quelques troupes de fon auant-garde s'effayant à tous hazards de vouloir pour-fuyuās leur entreprinse, & fe prefentās & s'ache-minūs a faire quelque poursuyte deuers la ville

d'Arque furēt receux et souſtenuz par Monſieur le
Duc de Nemours, tant que ſur lesdictes limites de
la coſte du Chaſteau d'Arque où ilz ſe achemine-
rent de trop grande viſteſſe furent enclos & def-
faicts quelque nombre de trois à quatre cens aduen-
turiers, leſquelz d'abōdant pēſans ſurprendre l'in-
ſanterie & garniſō de ladicte ville d'Arque, qui en
faisant quelque ſortie taſcher à les enclorre et leur
coupèr chemin, pource qu'en toutes leurs entreprinſes ſont touſiours plus victorieux à vſer de
ſurprinſe qu'à combatre teſte à teſte à deſcouuert,
& en pleine veuë d'vn chacun, qui à eſté l'endroict ou pour ce coup ilz ſe ſōt grandemēt trom-
pez, eſtimans que Monſeigneur le Duc du Maine,
ſe ſeroit retiré à l'yſſuë de la rencontre qui au
parauant auoit eſté faicte, pour le regard de ſou-
lager les ſoldatz naurez & blecez, ſans auoir laiſſé
quelque cauallerie ſur les frontieres pour la retraicte ſeureté et defense des ſoldatz qui eſtoiēt
moleſtez & trauaillez de l'impetuoſité de ladicte
batterie & rencontre, mais en ceſt endroict ils
compterent sans leur hoſte, çar Monſieur le Duc
de Nemours ſe doutans fort bien de leur ruſe &

cautelle ſe delibera ſe tenir preſt auec quelque
nombre de cauallerie ſur les eſles dudict chaſteau
d'Arque, pour ſurprendre & enclorre les pour-
suyuãs qui ſe preſenteroiẽt, ce qui de mal-heur
pour eux, aduint, et ayant de leur part deſcouuert
qu'vn chaſcun ſe eſtoit retiré dans les plus proches
des villes, les vns pour ſe remonter, les autres
pour ſe munir de ce qu'ils auoient beſoing, furent
deceuz en ceſt endroict, et trouuerent telle rencontre qu'ilz n'eurent pas le loiſir de regarder derriere eux, mais il leur aduint ce qu'ilz penſoient
faire aux autres, car ilz n'eurent par le loiſir de
tourner viſage, & fut beſoing au Roy de Nauarre
de renuoyer de nouueaux meſſagers pour ſçauoir
qu'eſtoiẽt deuenuz les premiers, mais approchans
pour deſcouurir peu à peu, apperceurent quelque
nombre de cauallerie qui ne faiſoit aucune frime
de preſenter au combat, & furent ſecondemẽt deceuz en ceſt endroict, et ſe doutoient plus que ce
fuſſent les leurs, que non pas les autres, tellement
que le Dimenche au matin s'efforcerent d'approcher, plus hardiment que de couſtume, & vindrent
tout de ce pas iusques bien pres de la ville d'Ar-

que, où ilz attaquerent quelques foldats qui f'eftoient efloignez dans le champ où la batterie auoit
efté au parauant faicte, et semblablemēt pour reco-
gnoiftre aucuns de leurs compaignōs qui y eftoient
demeurez mortz & grandement blecez, mais ilz
ˎles prindrent prifonniers, eux pēfans de cefte voye
retourner d'où ilz eftoient venuz furent eftonez
que quelque nombre de cauallerie de Monfieur
de Nemours auait deuancez, & venoient du cofté
mefme de deuers la ville de Diepe, & là furent
contrainctz rendre les prifonniers, qu'ils auoient
prins vers la ville d'Arque, & se rendre eux mefmes prifonniers, où ilz furent defmontez, tuez, &
aucuns des plus apparens amenez à Monfieur le
Duc de Nemours pour prifonniers. Voyla l'exploict
qui se fit le iour du Dimēche 24. iour de Septembre dernier.

Oꝟᴛʀᴇ plus pour tierce perte qu'à receu le
Roy de Nauarre en ceftuy voyage, de Normandie
par luy entreprins, eft à noter que lé fecours qu'il
attendoit d'Angleterre à efté semblablemēt enuahy
& prins, auec deux grande Nauires chargees de
munitions cheuaux, armes, or & argent que luy

enuoyoit la Royne d'Angleterre, qui estoient equip-
pees, & fournies à l'aduātage, conduictes par son
Ambassadeur qu'elle luy enuoyoit, & a esté ladicte
prinse faicte par les habitans de S. Valery, estans
accostez de quelque nōbre d'Espaignols, auec aucuns de leurs grands vaisseaux ont faict escorte à
l'aduātage des François, lesquelz en sont demourez
victorieux, & à esté ledit Ambassadeur amené à
Monseigneur le Duc du Maine, lequel estoit en
fort bōne conche, laquelle prinse se fut par lesditz
Espagnolz, conduitz par Monsieur le Cheualier
d'Aumalle le vingt-deuxiesme iour du moys de
Septembre, durant le preparatif de la bataille, qui
se fit le lendemain, où il perdit plus qu'il ne gaigna
à la premiere rencontre.

Il est estimé qu'il a leué le siege de la ville de
Diepe, et des autres endroitz de là à l'entour où il
seiournaient, pour autant que ne sy trouuant trop à
seureté s'est retiré vers la ville de Callais, où il
prétend que la Royne d'Angleterre lui dōnera
quelque secours, nonobstant la perte que pour le
premier coup elle luy enuoyoit, qui est aduenu,
que luy cause pour le iourdhuy vne grande tris-

teſſe ; pour n'auoir eſté ſes affaires executes en
temps & lieu, dont pour ce regard auroit perdu
beaucoup de ſes gens, que depuis ſon retour de
pres la ville de Paris, pour entrer en la Normandie
ſon camp ſeroit diminué de plus de la moytié,
tellement qu'à peine ſe pourra il ſauuer pour retourner en ſon pays, ny ſouſtenir entre cy et là les
charges et r̃econtres qu'il eſt preſt de receuoir les
Catholiques qui fort vaillamment le poursuyuent
& combatent de iour en iour.

L'on tient pour certain que la Royne d'Angleterre fait grande diligence de luy renuoyer nou-
ueau ſecours, ſçachant ſa grande valeur qu'elle
luy enuoyoit pour le remonter, l'on dit qu'elle en
eſt mallade. & qu'elle fait preparer de grands vaiſ-
ſeaux de forte batterie pour ſecondement le ſecourir, d'or, d'argent, munitions de guerres, & de tout
ce qu'il a beſoing.

Monſeigneur le Duc du Maine fait toute diligence de rallier ſes troupes leſquelz eſtant en pluſieurs villes pour ſe rafrechir, & faire medicamen-
ter ceux qui ont ſouſtenuz contre le ſufdict Roy
de Nauarre & ſes alliez, Monſieur le Duc de Ne-

mous ſēblablemēt eſt nuit & iour aux eſcoutes, lequel n'a autre ſollicitude que de ſe tenir preſt à
toutes mains pour souſtenir et repouſſer les efforts
des ennemis, qui à toute veille ne ſont que imaginer les moyens qu'a vſer de ſurprinſe ſoit de iour
où de nuit, leſquels touteffois pour cauſe de leurs
forces ainſi diminuees ne ſont pour ceſte heure ſi
deliberez qu'auparauant ils ſouloient eſtre.

Monſieur le Cheualier d'Aumalle eſtant en auſsi
grand ſoing que l'on puiſſe dire fait de grandes
preparations vers les portz de mer, et du Haure,
& vers les frontieres des villes maritaines, pour
empescher les entreprinſes des ennemis, leſquels
ne ſçavent à toutes fins ou prendre routte, ou par
le coſté de la Picardie, où retourné de là ou ils
ſont deuenuz, leſquels à grand peine ſortiront ils
d'où ils ſont à leur honneur, prians Dieu qu'il luy
plaiſe maintenir ſon Egliſe, et tous bons Catholiques auſsi en bonne paix, victoire et ioie à ſon
honneur.

Ainsi ſoit-il.

FIN.

CERTIFICATION DE
la Faculté de Theologie.

CE preſent diſcours a eſté veu, viſité & ap-proué, par venerables Docteurs de la faculté de Theologie de l'Vniverſité de Paris, auquel n'ont trouué choſe qui puiſſe empeſcher l'Impreſſion d'iceluy : ains l'ont trouué treſ-vtile & neceſſaire eſtre mis en lumiere. Faict et ſigné ſoubs les ſeings manuels deſdicts Docteurs, le deuxieſme d'Octobre . 1589.

DISCOVRS

DE LA PRINSE ET
route des Nauires enuoyez par
la Royne d'Angleterre à Diepe,
pour le secours du Roy de
Nauarre.

*Par monsieur le Cheuallier d'Au-
malle Colonel de l'infanterie
Françoise.*

Le 24. iour de Septembre.

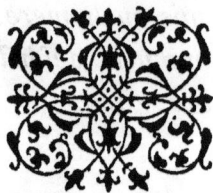

A PARIS,

Chez Hubert Velu, deuant le
College de Bon-court.

1 5 8 9.

Auec permission.

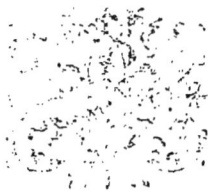

DISCOVRS

DE LA PRINCE ET

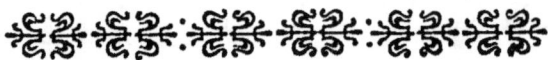

LA DEFFAICTE DES

Nauires envoyés par la Royne d'Angleterre à Die-pe, pour le secours du Roy de Nauarre.

Par Monſieur le Cheualier d'Au-malle, Colonel de l'infanterie Françoise, le 24 Sept.

Epvis quinze ou vingt ans en ça la Royne d'Angleterre ſeſt touſiours mõſtree ſi grande ennemie de la Re-ligion Catholicque, Apoſtolicque & Romaine, qu'elle a cherché tous les moyens qu'il luy a eſté poſſible de la diminuer & aneantir pour aggrandir & augmenter la ſiēne nouuellement in-uentee, & à la suggeſtion du Diable, elle a pre-mierement ſaict congnoiſtre par experience ſa

A ij

mauuaife affection & cruauté aux habitans Catholiques de fon Royaume, vers lefquelz elle a faict
vfer de la plus grand rigueur qui fe peut exercer
en la Iuftice, afin de contraindre par force, & par
tourmens infupportables fes vaffaux de quicter leur
ancienne religion pour faire exercice de la fienne,
engendree en vne nuict, ainfi que les efchampi-
gnons fa rage & fa furie a efté defchargee fur les
Catholiques de fon obeiffance, de telle qualité &
condition qu'ilz fuffent, mais principalement fur
les gens d'Eglife & de religion comme fur les
Chartreux, lefquelz elle a faict pendre & eftrangler,
les autres elle les a faict mourir à petit feu, & le
plus inhumainement qu'elle f'eft peu aduifer, afin
par fa tyrannie de fe faire obeyr, craindre & re-
douter.

Il y en a eu d'autres qui ont efté trainez par les
rues, liez au cul d'vne charrette pour eftre fuftigez
defmefurémēt & defbordément par tous les carre-
fours de la Ville, apres auoir vfé de cefte puiffance
abfolue, qui n'eft autre que tyrannique, vers les
habitans de fes terres & feigneuries, puis elle f'eft

attaquee aux perſonnes meſmes de France, cõme
aux Ieſuiſtes qui ſ'eſtoient acheminez en ſon
Royaume, pouſſez d'vn bon zele & d'vne bonne
deuotion qu'ilz auoient de remettre en la bergerie
Chreſtienne ceux qui en eſtoient ſortiz de leur propre mouuement & ſans occaſion legitime, leſquelz
elle a faïct mourir cruellement & inhumainement.
Non contente de ce, il n'y a pas fort long tẽps qu'elle
fit trancher la teſte à la Royne d'Eſcoſſe, en quoy
elle a demonſtré qu'elle eſtoit, ie ne diray point
ſeulement arrogante, ains auſſi diſſolue & eſhontee
de ne ſ'eſtre point ſouciee des propos ſi courtois que
on pourroit tenir d'elle, pour auoir faict mourir à
credit vne dame ſi honneſte et ſi vertueuse qu'eſtoit
la feuë Royne d'Eſcoſſe que Dieu abſolue, ſemblable
à elle en ſexe & qualité de Royne, & douairiere d'un
tel Royaume que celuy de la France que l'on tient
pour parangon & nompareil en nobleſſe la depoſi-
tion des teſmoings apoſtez produicts au proces de
ladicte honorable dame Royne d'Eſcoſſe demonſtre
aſſez qu'elle l'a faict mourir à credit i'entends par
affection particuliere & mauuaiſe qu'elle luy por-

toit, à raifon qu'elle n'auoit jamais voulu eftre de
fa religiõ quelque couleur, excufe et couuerture que
puiffe prendre ladicte royne d'Angleterre pour
couurir fa cruauté & la defguifer, ce nonobftant elle
ne peut faire autrement, que les hommes de bon
efprit ne croyent fermement que fon intention ne
fut iamais fondee fur de la pieté ou de la charité
ains pluftoft fur vne auarice certaine, & malice
fanglante, afin que par le moyen du bien de l'Eglife,
principalement duquel elle f'eft emparee, elle fe
peut rendre riche pernicieufe & forte, pour affoiblir & debiliter les Catholiques qu'elle a toufiours
tafché de ruiner entierement, afin qu'ilz n'ayēt
moyen de luy faire refiftance, pour pouuoir maintenir et deffendre leur religion.

Pour declarer amplement la caufe mouuente
de ce prefent difcours, il faut notter que quand
Monfieur le cheualier ·d'Aumalle, colonel de
l'infanterie Françoife, veit que ·Monfeigneur le
Duc de Mayenne eftoit deliberé d'aller dreffer
fon camp deuant la ville de Diepe, il pria Mondict fieur de Mayenne : de luy donner la charge

pour commander fur la mer, voyant qu'il eftoit
befoin & neceffaire d'y auoir vn camp, pour empefcher que ledict Roy de Nauarre ne fembarque
pour prendre la gueritte fi d'auenture il n'auoit du
bon Monfeigneur de Mayenne, cognoiffant le bon
zelle & affection qu'il a pour l'honneur de Dieu &
la manutantion de fon Eglife, donna la charge
pour commander à mondict fieur le Cheualier
d'Aumalle, pour conduire fur la mer, & mefme
pour l'experience qu'il en a eu du temps qu'il
feftoit rendu habitant de la ville de Malthe : pour
faire le debuoir de refifter comme fes compai-
gnons Cheualiers, & de respondre aux Turcs, qui
sont les ennemis mortels & capitaux de la loy
chreftienne a donc luy fut accordé la charge qu'il
auoit demandee pour empefcher principalemēt
que ladicte Royne d'Angleterre ne dōnaft ayde &
fecours audict Roy de Nauarre, comme elle pretendoit de faire nouuellement qu'elle luy enuoyoit
trois nauires, defquelles en a efté prins vne en laquelle eftoit l'Ambaffadeur d'Angleterre, lequel fut
amené à Monfieur le Duc de Mayenne, & ne faut

douter que ladicte nauire ne fut garnie de ce qu'il
luy failloit tant pour les viures que pour la guerre,
& argent pour fouldoyer la gendarmerie du Roy
de Nauarre, a qui elle a efté bien decueë & trompee,
dequoy c'eft un grand biē pour la France & pour
les Catholiques, car ledict Ambaffadeur eftoit
grandemēt affectiōné a la religion nouuelle de fa
maiftreffe la Royne d'Angleterre qu'il ne prend
autre plaifir qu'à braffer quelque mauuais bruuage
pour faire boire aux Catholiques aduertiffant fa
maiftreffe de tout ce qui fe pouuoit faire entre les
Catholiques, affin de tafcher à rompre leurs deffeins & entreprifes pour donner l'auantage à ceux
de la Religion.

Il nous fault eftimer cefte deffaicte & prife na-
ualle eftre aduenue par permiffion diuine, affin de
diminuer & affoiblir les forces de nos ennemis,
efperant que Dieu auec le tēps nous donnera victoire al'encontre d'eulx, moyennant que nous ne
nous laffions à iuuoquer fon fainct nom, puis que
on tiēt prifonnier ceft Ambaffade affectionné contre la faincte Union, il y a moyen de luy faire

reparer le tort qu'il a pretendoit à la Monarchie Françoise,

. Peuple Chreſtien prions & inuocquons Ieſus-Chriſt, qu'il luy plaiſe par ſa diuine bonté nous preſeruer & garder de tous nos ennemis,

Ainſi ſoit-il.

FIN.

Ce diſcours a eſté veu & leu par Meſſieurs de la ſaincte Union.

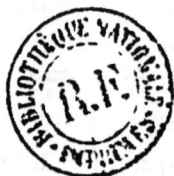

NOVVELLES

DE CE QUI S'EST FAIT

AVX ARMEES PRES DE

Dieppe jufques au fep-
tiefme Octobre
1 5 8 9.

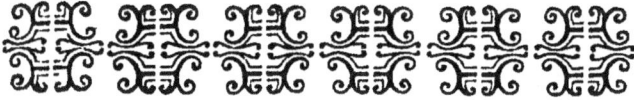

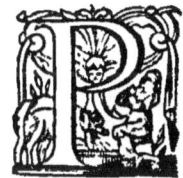

AR les precedens memoires, qui ont cy deuant esté enuoyez, il a esté deduit amplement & à la verité, les principalles occasions, que le Roy eut, apres la separation de son armée, de venir descendre en la Normandie : Le grand effort, que feirent ses ennemys d'assembler en extreme diligence toutes les forces, qu'ils peurent recueillir tant du dedans que du dehors du Royaume, pour les y venir récontrer, y estans venus comme à vne victoire preparée & certaine, & qu'ils publioient deuoir estre la perfection & periode de leurs desseings : Quels furent les exploicts de ceste grande armée, despuis le ix. du mois passé, qu'elle commença à loger à deux mousquetades pres de celle de Sa Majesté, jusqu'au jeudy xxj. dudit mois, qu'il plut à Dieu luy donner ceste miraculeuse victoire, ayant par trois ou quatre cens chevaux, mil hommes de pied François, & la presence de deux mil cinq cens Suisses, faict mettre en routte & avec grand dommage ceste armée, qu'ils dient estre de pres de xxx. mill'hommes.

Sa Majesté estant demeurée maistresse de ceste tráchée, qui auoit efté caufe du combat, eftoit d'heure à autre attendát que lefdits ennemis y deuffent reuenir, pour reparer promptement cefte honte, au parauant qu'elle peuft eftre diuulguée : touteffois ils laifferent paffer le vendredy & samedy enfuyuant, sans monftrer aucun reffentiment de cefte iniure receuë. Feirent feulement en toute diligence trauailler à des ponts, qu'ils propofoient de ietter sur cefte petite riuière, qui feparoit lefdites deux armées, & laquelle en tel endroit n'eft pas de fix ou fept pieds de large ; pour par ce moyen occuper les deux coftez de la riuière entre Arques & Dieppe. Mais lefdits ponts faits et acheuez, ils ne fe peurent refoudre de f'en feruir, comme ce fut mieux jugé à eux de fe departir de ce deffeing, que ce n'auoit efté de l'entreprendre. Et le dimanche au lieu que Sa Majefté f'attendoit pour certain de les reuoir (comme beaucoup d'indices en donnoient grandes coniectures) elle fut aduertie comme ils eftoient des la minuict deflogez de leurs quartiers, ou ils laifferent de leurs bleffez, munitions & equippages. Qui feit croire qu'ils en eftoient partis auec effroy, & y auoit affez d'occafió de juger, que ce fuft pour fe retirer du tout.

Le mefme jour fadite Majefté changea de logis, et ayant laiffé le fieur de la Garde l'vn de fes maiftres de camp, auec vne pàrtie de fon regimét dans le chafteau d'Arques, bien pourueu de ce qui luy eftoit neceffaire pour la garde d'iceluy, raprocha fon armée de la ville de Diepe, ou y logea pour fa perfonne, ayant faict loger partie de fes troupes dans les fauxbourgs, & le reste dans les plus prochains villages.

Le lendemain elle sceut que le deſſeing de l'ennemy estoit de se venir camper près de Dieppe, estimant par ce moyen se mettre entre ladite ville & Arqves, ou il estimoit que ſadite Majeſté fuſt encores logée. Et pour y venir alla pour paſſer loing de ſon armée tourner tout le couſtau : & feit ſept grandes lieues pour se venir loger quaſi vis à vis, d'ou il eſtoit party. Il y arriua le Mardy xxvj. & ſe logea en quelques petits villages, qui auoient eſté au parauant brus-lez. Soudain Sa Majeſté feit retrancher legerement vne petite croupe, qui eſt au deſſus du ſaulxbourg de ladite ville & a deux harqbuzades du premier village, ou eſtoit l'ennemy. Et y logea partie de ſon infanterie. Ce qu'ayant eſté recogneu par ſeſdits ennemis, ils en feirent le sem-blable, & ſe retrancherent à bon eſcient à tous les logis qu'ils tenoient : de ſorte que à voir laſſiete du camp des-dites deux armées, il euſt eſté malaiſé de juger quels eſtoient les aſſiegez, ou les aſſiegeans. Mais à la forme du combat l'on euſt touſiours eſtimé qu'ils euſſent eſté les aſſiegez. Car de leur part l'ô en auoit auſſi peu de bruit, ny d'alarme, côme s'ils n'y euſſent point eſté : Au contraire il n'eſtoit jour, que ceux de ſadicte Majeſté ne donnaſſent dans les tranchées & barricades de leurs logis, ne prinſſent priſon-niers, et ne tuaſſent beaucoup de leurs gens.

Ils demeurerent ainſi touſiours ſur la defenſiue juſques au dimanche matin premier iour de ce mois, que ſur vne

autre petite croupe feparée d'vn grand vallon de celle ou
f'eftoit retranchée Sa Majefté, ils mirent huict pieces de
batterie defquelles ils tirerent cinq vollées feulement, dont
quelques vns arriuerent jufques fur les thuilles de deux ou
trois maifons, qui font pres de la porte fans autre dommage, que d'vn officier de cuifine, qui en fut tué : Mais ils
n'eurent pluftost commencé à battre, qu'il leur fut fait une
contrebatterie. Des premiers coups de laquelle l'vne de leurs
pieces fut defmôtée, & plufieurs de leurs canoniers tuez.
De forte que voyant qu'il n'y auoit nulle feureté, ny pour
leurs pieces, ny pour leurs hommes, ils deflogerent foudainement, & neantmoins auec peril et perte, leurdite batterie. Et n'y auoit a neuf heures du mefme matin ny canon,
ny canoniers, ayant feulement pour marque laiffé quelques
gabions, lefquels ils furent encores contraints de retirer.
Pour ce qu'ils eurêt aduis qu'il y auoit entreprife de les
aller brufler à leur veuë.

Le jour mefme, pendans qu'ils eftoient occupez cefte
grâde batterie, ledit fieur de la Garde ayant faict reco-
gnoiftre que quatre de leurs regimês, qui eftoient logez dâs
le bourg dudit Arques, ne faifoient pas trop bône garde,
feit en plain jour vne fortie fur eux, en tue trente ou quarante, qui eftoient en vn corps de garde en defarma plus
de 150. & feit abandonner au refte ledit bourg, dôt ils ne
fe font defpuis mis en aucun deuoir d'en auoir la raifon,
encores qu'il leur en ayt tous les jours donné quelque nouuelle occasion.

Sa Majefté fift aufli le mefme iour mener deux canons à plus de deux mille pas de fon fort, & quafi au milieu du logis de l'auantgarde & battaille de l'ennemy, d'où il faifoit tirer dans leur corps de garde de cauaillerie, qui en fin fut endommagée. Et n'en retira ledict canon que defpuis leur deflogement.

Defpuis le Dimanche iufques au Vendredy ils firet encore moins que auparauant, comme defia preparez & refolus à ce qu'ils ont faict defpuis, feftant cependant renduz infinis de leurs gens, tant de cheval, que de pied, qui ont tous raporté qu'il leur en a efté beaucoup tué, mefmes du canon qui auoit efté logé fi pres d'eux, qui donnoit dans leur village.

Ne voyant aucun effect de cefte grand'armée, lon eftimoit que l'effort qu'ils auoyent premieremét propofé de faire pour le siege de Dieppe, qu'ils referuoyét de le faire en vne battaille : & que fçachant que Meffieurs les Conte de Soiffons, de Longueuille, & Marechal d'Aumont venoyent trouuer Sa Maiefté, qu'ils voulufient attendre leur venue, pour leur prefenter le combat, & tout à vne fois cercher vne entiere victoire des meilleures forces de Sa Maiefté.

Mais il eft aduenu tout autrement. & tant fen faut que la venuë defdicts Sieurs leur ait enflé le cœur, qu'il femble qu'elle le leur ait du tout abattu. Car ayás efté aduertis qu'ils eftoiét Ieudy dernier à vingt lieuës de l'armée, dés Vendredy auant le iour ils font deflogez, pour fe retirer hors de leur rencontre, ayant laiſſé en ce pretendu ſiege vne memoire remarcable de choſe non encores veuë, qu'vne ſi belle & grande armée, en ſi longtemps y ait ſi peu, non ſeulement faiĉt, mais entreprins de faire, n'y eſtant apparu aucune induſtrie, meſmes de ceux, qui ont eſſez d'experience d'autres ſieges. Et que tant ſen faut que la ville qu'ils diſent auoir aſſiegée, ait eſté prinſe en effect, qu'elle ne l'a pas eſté ſeulement de leurs yeux, n'y ayăt vn ſeul qui puiſſe quaſi dire l'auoir veuë, au moins qui puiſſe parler des retranchemens du căp de Sa Majeſté, tant ſen faut qu'il puiſſe reſpondre de la contre-ſcarpe, du foſſé & de la muraille de ladiĉte ville.

Leurdicte retraite fut faite par leur cauallerie, qui fut toute en bataille dès le point du iour, et paroiſſoit de quatre mille chevaux, à la veuë de laquelle Sa Maieſté fit attaquer vn village où eſtoient demeurez ſept de leurs regimens, meſmes le cheualier d'Aumale, colonel de leur infanterie, lequel fut forcé à leur preſence, & ceux de dedans contraicts de ſe retirer en deſordre à la fuite, & euſſent eſté entierement defaits ſans la cauallerie qui ſ'auăça pour les recueillir au bout du village, & neantmoins il y en demeura plus de cinquante ſur la place.

De ce que l'on peut iuger de leurdiĉte retraiĉte, il ſemble que ce ſoit du coſté de Rouăn, pour aller ramener partie de leur artillerie : afin que cela ne les empeche pas de cheminer plus legerement, ſ'ils en auoyent beſoing, cŏme ils mŏſtroient d'en auŏir apprehéſion, leur armée ſe defaiſant de iour à autre, et n'eſtant pas bien aſſeurés d'eſtre bien recueillis dans leurs villes, ne rapportans au lieu de ceſte victoire qu'ils ont publiée auec tant de vanitez, que beaucoup de perte & honte.

Le Marquis du Pont eſt r'appellé de ſon pere, & ſe retire dans peu de jours auec ſes troupes, qui ſont vne grande partie de l'armée : dont il doit par raiſon partir mal ſatiſfaiſt, n'y ayant peu rien veoir & apprendre, qu'à faire la retraiſte, qui eſt mauuais augure pour ſa premiere guerre.

Dans trois ou quatre iours ſe retrouueront auec Sa Maieſté leſdits Sieurs Conte de Soiſſons, de Longueuille, & Mareſchal d'Aumont, auec grand quantité de nobleſſe, ſpecialement de Picardie & Champagne : & ont auec eux deux mil cinq cens bons cheuaux & mieux, & plus de douze mil hommes de pied. Sadiſte Maieſté attend auſſi en meſme temps quatre mil Anglois, que la Roine d'Angleterre luy envoye, de l'embarquement deſquels elle a certains aduis, il luy ſont arriuez auſſi de mil a douze cens Eſcoſſois. Et eſtans leſdictes forces iointes elle ſe retrouuera auec vne belle & puiſſante armée, de l'employ de laquelle elle ſe reſoudra, auec l'advis des Princes, Mareſchaux de Fráce, & autres Seigneurs & Capitaines, qui ſe retrouueront maintenant en treſgrand nombre pres d'elle en ſadiſte armée.

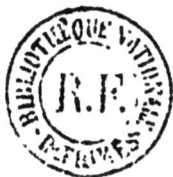